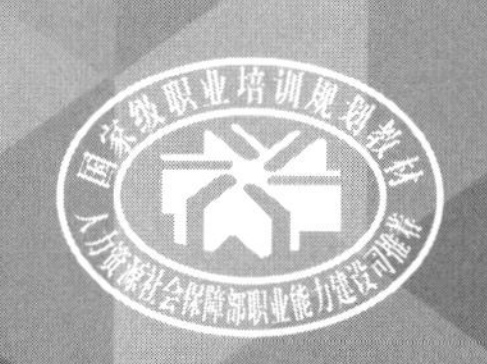

专项职业能力考核培训教材

小儿推拿

四川省职业技能鉴定指导中心　组织编写
张鸿宇　主　编

中国劳动社会保障出版社

图书在版编目（CIP）数据

小儿推拿 / 四川省职业技能鉴定指导中心组织编写；张鸿宇主编. -- 北京：中国劳动社会保障出版社，2023

专项职业能力考核培训教材

ISBN 978-7-5167-6174-8

Ⅰ. ①小… Ⅱ. ①四…②张… Ⅲ. ①小儿疾病－推拿－职业培训－教材 Ⅳ. ①R244.15

中国国家版本馆 CIP 数据核字（2023）第 236170 号

中国劳动社会保障出版社出版发行

（北京市惠新东街 1 号　邮政编码：100029）

*

北京市白帆印务有限公司印刷装订　　新华书店经销

787 毫米 ×1092 毫米　16 开本　8 印张　148 千字

2023 年 12 月第 1 版　　2023 年 12 月第 1 次印刷

定价：22.00 元

营销中心电话：400-606-6496

出版社网址：http://www.class.com.cn

本书编委会

主　　任　尹　晓　陈云峰

委　　员　李　沙　魏忠孝　谢　昆　杨俊洁

　　　　　叶林坤　田羽涵

本书编审人员

主　　编　张鸿宇

副 主 编　董玉洁

编　　者　杨俊洁　刘曦昀　郑智娇　罗贯军

主　　审　葛陈诚

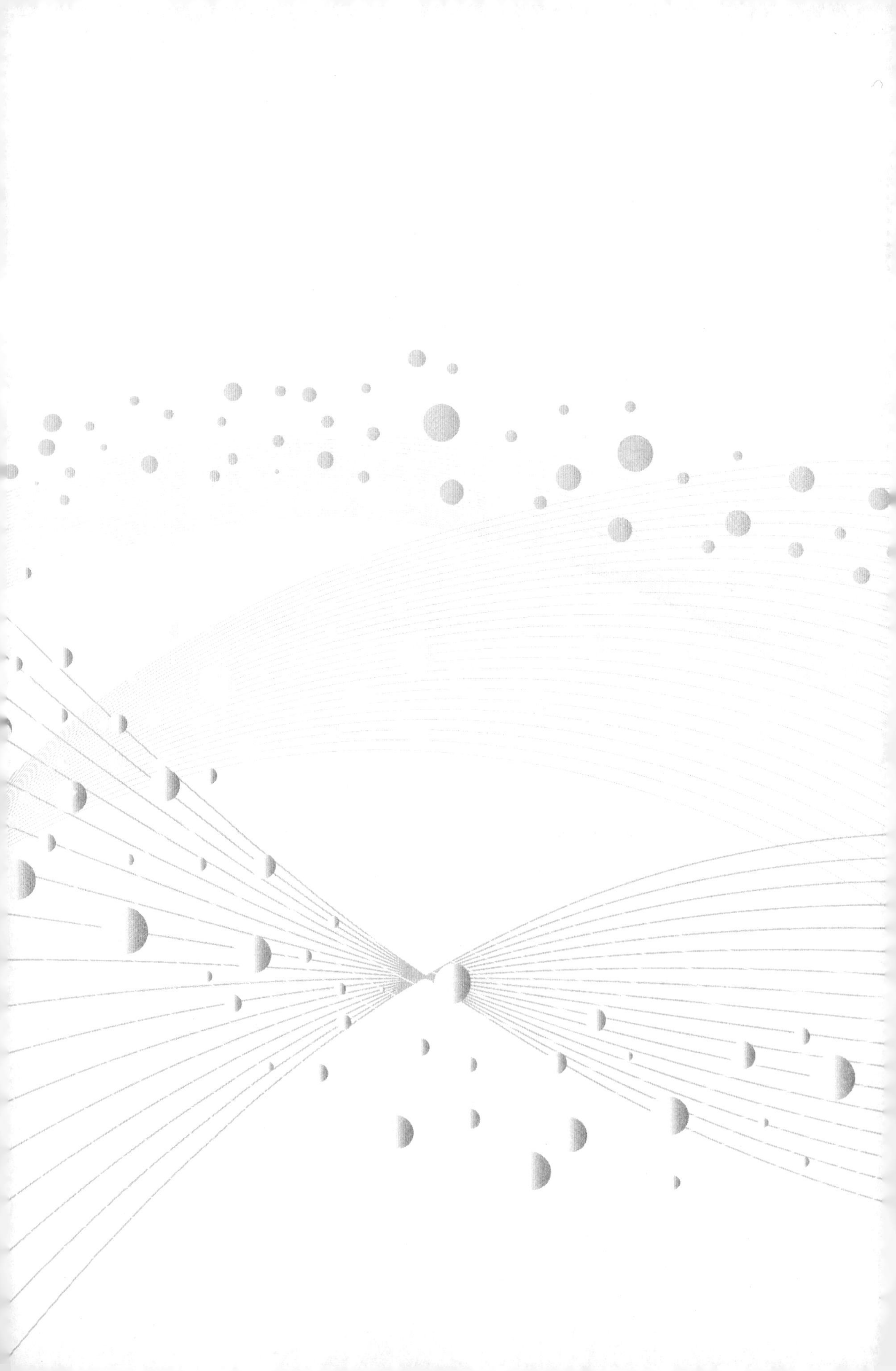

前　言

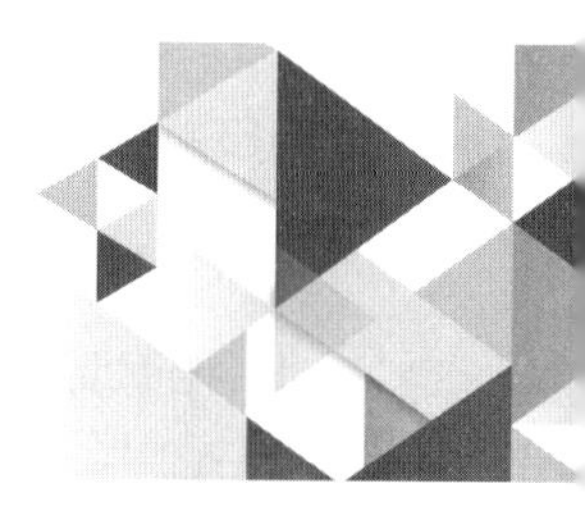

职业技能培训是全面提升劳动者就业创业能力、促进充分就业、提高就业质量的根本举措，是适应经济发展新常态、培育经济发展新动能、推进供给侧结构性改革的内在要求，对推动大众创业万众创新、推进制造强国建设、推动经济高质量发展具有重要意义。

为了加强职业技能培训，《国务院关于推行终身职业技能培训制度的意见》（国发〔2018〕11号）、《人力资源社会保障部　教育部　发展改革委　财政部关于印发“十四五”职业技能培训规划的通知》（人社部发〔2021〕102号）提出，要完善多元化评价方式，促进评价结果有机衔接，健全以职业资格评价、职业技能等级认定和专项职业能力考核等为主要内容的技能人才评价制度；要鼓励地方紧密结合乡村振兴、特色产业和非物质文化遗产传承项目等，组织开发专项职业能力考核项目。

专项职业能力是可就业的最小技能单元，劳动者经过培训掌握了专项职业能力后，意味着可以胜任相应岗位的工作。专项职业能力考核是对劳动者是否掌握专项职业能力所做出的客观评价，通过考核的人员可获得专项职业能力证书。

为配合专项职业能力考核工作，在人力资源社会保障部教材办公室指导下，四川省职业技能鉴定指导中心组织有关方面的专家编写了专项职业能力考核培训教材。教材严格按照专项职业能力考核规范编写，内容充分反映了专项职业能力考核规范中的核心知识点

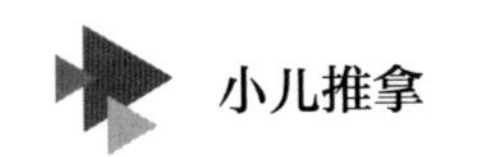

与技能点，较好地体现了科学性、适用性、先进性与前瞻性。相关行业和考核培训方面的专家参与了教材的编审工作，保证了教材内容与考核规范、题库的紧密衔接。

专项职业能力考核培训教材突出了适应职业技能培训的特色，不但有助于读者通过考核，而且有助于读者真正掌握相关知识与技能。

本教材由四川西部人力资源开发中心承担具体编写工作。教材在编写过程中，得到了成都华禾职业技能培训学校、乐山职业技术学院、成都铁路卫生学校等单位的大力支持与协助，在此表示衷心感谢。

教材编写是一项探索性工作，由于时间紧迫，不足之处在所难免，欢迎各使用单位及读者提出宝贵意见和建议，以便教材修订时补充更正。

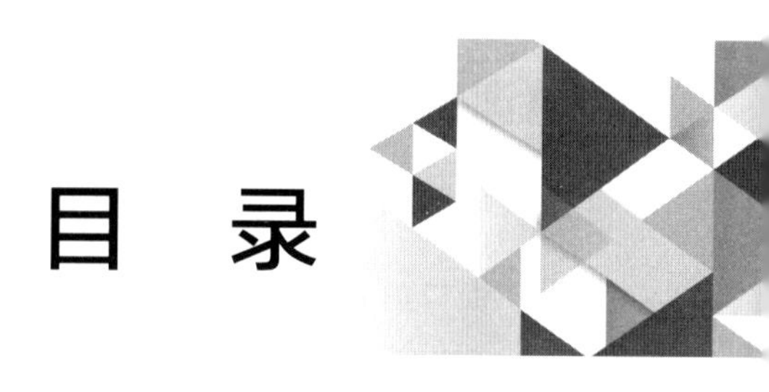

目　录

培训任务 4　小儿常见病症的推拿调理

培训任务 5　小儿推拿保健

培训任务 1

小儿生理、病理及生长发育的特点

学习单元 1

小儿生理及病理特点

一、生理特点

小儿生理特点主要表现为脏腑娇嫩、形气未充和生机蓬勃、发育迅速两个方面。

1. 脏腑娇嫩、形气未充

“脏腑”是指五脏六腑；“娇嫩”是指娇小柔弱。“形”是一切有形之体的总称；“气”泛指各种生理功能活动，如肺气、脾气等；“未充”是指不足、不旺盛。小儿的生长发育是从“未全”到“全”再到“壮”的过程。

清代医学家吴鞠通将小儿脏腑娇嫩、形气未充概括为“稚阴稚阳”，他在《温病条辨》中强调“小儿稚阳未充，稚阴未长者也”。“阴”是指体内精气、津液等物质；“阳”是指体内脏腑的各种生理功能活动。“稚阴稚阳”观点认为，小儿在物质基础和生理功能方面，都是幼稚而未充实的。

2. 生机蓬勃、发育迅速

“生机”是指生命力和活力；“发育”是指人体在体积和功能方面的成熟过程。“生机蓬勃、发育迅速”是指小儿无论是在身体的形态结构方面，还是在生理功能方面，都在不断向成熟和完善的方向迅速发展。小儿年龄越小，生长速度越快。

小儿“生机蓬勃、发育迅速”的特点可概括为“纯阳”。《颅囟经》记载：凡孩子

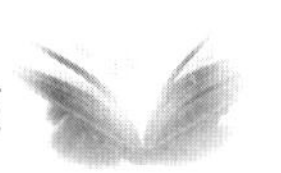

三岁以下，呼为纯阳。“纯阳”观点认为，小儿生机旺盛，发育迅速，迫切需要水谷精气之营养，故常表现为“阳常有余，阴常不足”的生理现象。

总之，“稚阴稚阳”和“纯阳之体”是对小儿生理特点的客观概括，两者互为补充。

二、病理特点

小儿病理特点主要表现为发病容易、传变迅速和脏气清灵、易趋康复两个方面。

1. 发病容易、传变迅速

《温病条辨》记载：脏腑薄，藩篱疏，易于传变；肌肤嫩，神气怯，易于感触。这说明小儿体质和机能均脆弱，抵抗力差，且小儿越小这种特点越突出。加上小儿寒暖不能自调，饮食不能自节，故外易为六淫外邪所侵，内易为饮食不节所伤，在发病时以肺、脾、肝三脏疾患居多。并且小儿一旦患病还容易传变，常常在一天之内证型数变，且虚实夹杂、寒热交错，不利于调理。

2. 脏气清灵、易趋康复

小儿为“纯阳之体”，生机蓬勃，活力充沛，脏气清灵，反应敏捷，如病因单纯且少伤于情志，加上组织的再生和补偿能力较强，调理得法则容易康复。

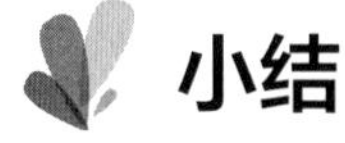

小结

掌握小儿的生理、病理特点，有助于在调理时审慎果断、抓紧时机、辨证正确、施法得当，可帮助小儿较快康复，对于小儿保健具有重要意义。

学习单元 2

小儿生长发育的特点

一般以“生长”表示形体量的增长，以“发育”表示功能活动的发展，两者密切相关、不可分割。“生长”和“发育”反映了身体在量和质两方面的动态变化。因此，掌握小儿生长发育的基本规律和特点，熟悉小儿的生长发育标准，对于小儿保健具有重要意义。

一、年龄分期

在整个生长发育过程中，小儿在形体和生理功能上表现为从量变到质变的几次飞跃。年龄分期是根据生存环境、饮食、体格、牙齿的发育以及精神智慧的发展，对小儿进行阶段划分，以便更好地指导小儿教养。

1. 胎儿期

从受孕到分娩为胎儿期，约 40 周。在胎儿期，应重视胎教，做好护胎和养胎工作。

2. 新生儿期

从出生到第 28 天为新生儿期。在护理新生儿时，应特别注意喂养、保暖、隔离、消毒等方面。

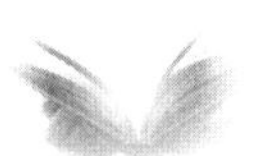

Tips 小贴士

从孕期 28 周到出生 7 天为围产期。在围产期，对胎儿和新生儿进行一系列保健工作，可使胎儿和新生儿的生长发育得到很好的保护。

3. 婴儿期

从出生后第 29 天到 1 周岁为婴儿期，又称乳儿期。婴儿生长发育较快，对营养需求较高，但消化功能、抵抗力较差，故应注意合理喂养，按时进行预防接种，以增强婴儿的抵抗力。

4. 幼儿期

从 1 周岁到 3 周岁为幼儿期。幼儿生理功能日趋完善，言语、动作及思维发展迅速。由于户外活动增多，感染疾病的概率也增加，因此幼儿的急性传染病发病率较高，应做好预防保健工作，并重视对幼儿的早期教育。

5. 幼童期

从 3 周岁到 7 周岁为幼童期，又称学龄前期。幼童的理解和模仿能力较强，语言逐渐丰富，对周围新鲜事物非常好奇，常因不知危险而发生意外，因此要防止中毒、跌倒等意外事故的发生。

6. 儿童期

从 7 周岁到 12 周岁为儿童期，又称学龄期。儿童已能适应复杂的学校和社会环境，因此家庭和学校均应重视对儿童德、智、体、美、劳等方面的教育，并注意保证营养均衡和劳逸结合。

二、生理常数

生理常数是指根据健康小儿生长发育规律总结出的标准。

1. 体重

根据体重可以推测小儿的营养状况。小儿体重在婴儿期增长迅速，在正常情况下，同龄小儿的体重允许有个体差异（±10% 的波动）。为小儿测量体重最好在清晨空腹、排尿之后进行。

新生儿体重平均为3千克。小儿出生后3个月内体重增长最快，以后随着年龄的增长，增重速度逐渐减慢。小儿各阶段的年龄体重，可以按下列公式推算。

1～3个月小儿体重公式如下：

体重（千克）=3+（月龄 ×0.7）

4～6个月小儿体重公式如下：

体重（千克）=3+（月龄 ×0.6）

7～12个月小儿体重公式如下：

体重（千克）=3+（月龄 ×0.5）

1～6岁小儿体重公式如下：

体重（千克）=8+（年龄 ×2）

7～12岁小儿体重公式如下：

体重（千克）=（年龄 ×7–5）÷2

2. 身长

身长是反映小儿骨骼发育情况的重要指标。身长的显著异常可能是小儿患病的表现，应引起重视。

新生儿身长约50厘米，出生后第1年增长约25厘米，2周岁以后身长可用下列公式推算：

身长（厘米）= 周岁数 ×5+75

3. 头颅（头围和囟门）

新生儿的头围约为34厘米。随着大脑发育，新生儿头围在出生后前半年增长约8厘米，后半年增长约4厘米；第2年增长约2厘米；5周岁以后已接近成人。头围过小可能是脑发育不全，头围过大可能是解颅等疾病所致。

后囟门闭合时间在2～4个月（部分新生儿出生时已闭合）；前囟门呈菱形，闭合时间在12～18个月。囟门早闭且头围明显小于正常者，为小头畸形儿；囟门晚闭及头围明显大于正常者，可能患有解颅或佝偻病。

4. 胸围

新生儿出生时胸围约为32厘米，出生后第1年增长约12厘米，第2年增长约3厘米。1周岁以内小儿胸围常小于头围，1周岁时两者几乎相等，2周岁以后胸围超过头围。佝偻病患儿和营养不良者胸围较小。

5. 牙齿

新生儿出生后5～10个月开始出乳牙均属于正常儿，出牙过晚的情况多见于佝

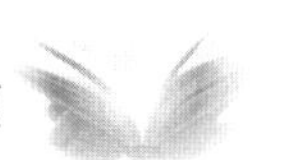

偻病小儿。小儿一般在 20 ~ 30 个月内出齐 20 颗乳牙，在 6 周岁以后开始换为恒牙。6 ~ 24 个月正常小儿的牙齿数可用下列公式推算：

$$牙齿数 = 月龄 -4（或 6）$$

6. 呼吸、脉搏、血压

（1）呼吸。小儿年龄越小，呼吸越快。1 ~ 4 个月的小儿每分钟呼吸 60 ~ 40 次，4 ~ 6 个月的小儿每分钟呼吸 40 ~ 35 次，6 ~ 12 个月的小儿每分钟呼吸 35 ~ 30 次，1 ~ 3 周岁的小儿每分钟呼吸 30 ~ 25 次。

（2）脉搏。小儿年龄越小，脉搏越快。1 周岁以内的小儿每分钟脉搏为 160 ~ 120 次，1 ~ 3 周岁的小儿每分钟脉搏为 120 ~ 100 次，3 ~ 5 周岁的小儿每分钟脉搏为 100 ~ 90 次，5 ~ 7 周岁的小儿每分钟脉搏为 100 ~ 80 次，7 ~ 12 周岁的小儿每分钟脉搏为 90 ~ 70 次。

（3）血压。小儿年龄越小，血压越低。1 周岁以上的小儿收缩压可按年龄的 2 倍加 80 毫米汞柱来推算，舒张压为收缩压的二分之一至三分之二。

7. 运动的发展

小儿运动的发展直接与肌肉和中枢神经系统的发育有密切关系，并影响大脑的发育。小儿运动发展的顺序是由上向下、由不协调到协调、由粗到细。新生儿仅有反射性活动（吮吸、吞咽等）和不自主活动。1 个月小儿在睡醒后常做伸展动作，2 个月小儿俯卧时开始能抬起头来，3 ~ 4 个月小儿俯卧时能抬起上半身，6 个月小儿能翻身，7 个月小儿会独坐，10 个月小儿会爬及扶着栏杆站立，1 周岁小儿能独自站立并扶着家长的一只手行走，1.5 周岁小儿会走路。以后，小儿随着年龄增长能登梯、跳跃，动作也更有力、更精细和更准确。

8. 语言的发展

语言是高级精神活动的表现形式，与听觉、发音器官有关。语言发展的顺序是发音阶段、咿呀作语阶段、单词单句阶段、成语阶段。初生婴儿只会哇哇哭叫，2 ~ 3 个月小儿会笑，4 个月小儿能笑出声音，5 ~ 6 个月小儿开始无意识地发出呀呀的声音，7 ~ 8 个月小儿能发复音（如爸爸、妈妈等），10 个月以上小儿能听懂比较复杂的词语，1 周岁以后的小儿能说日常生活用语，2 周岁小儿开始自言自语，4 ~ 5 周岁小儿能用完整的语句表达自己的意思，快 7 周岁的小儿已经较好地掌握语言。语言发展与教养有很大关系，若小儿运动、控制大小便等行为均正常，仅说话较迟，不能看作是智能落后。

学习单元 3

小儿推拿基本知识

一、小儿推拿对象

小儿推拿主要适用于 0 ~ 7 周岁小儿。也可以对 7 周岁以上的小儿进行小儿推拿，但需要延长时间和增加力度，并配合成人推拿手法。

二、小儿推拿的适应证和禁忌证

本教材所介绍的病症涉及肺、脾、肾、心、肝五大系统，都是小儿推拿适应证的代表。小儿推拿常运用于小儿保健和小儿体质调理。

小儿推拿的手法轻快、柔和、平稳、着实，因此在理论上，小儿推拿没有禁忌证。但因为小儿推拿是直接用手在小儿身体一定部位上进行的操作，所以，如果小儿身体局部出血或有出血倾向，或局部感染，或皮肤破损，或急性伤筋等，一般不宜进行小儿推拿。

若小儿有危急重症（如心、肝、肾衰竭，高热，哮喘发作期，昏厥，休克，骨折等），为避免延误病情、耽误救治时机，也不宜只进行小儿推拿。

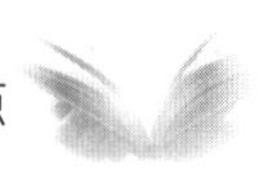

三、小儿推拿操作部位顺序

一般遵循头面颈项、上肢、胸腹、腰背、下肢的操作部位顺序，也可遵循上肢、头面颈项、胸腹、腰背、下肢的操作部位顺序，或根据病情缓急以重点部位起始，可灵活掌握。

明清时期进行小儿推拿，大多对男孩推左手，对女孩推右手。目前的情况是，不论男孩、女孩，大多习惯推其左手。一些操作如调五经（脏）、掐揉四横纹、揉板门、揉小天心等可同时操作左右手。胸腹、腰背和下肢则多同时取左右侧穴位操作。

四、小儿推拿操作时间与疗程

每次操作时间以 20 ~ 40 分钟为宜。时间太短达不到阈上刺激，时间太长小儿可能因烦躁而不配合。对急性病发作期小儿可每天操作 1 次，有时也可每天操作 2 次，1 ~ 5 天为 1 个疗程；对慢性病小儿可每天操作 1 次，或每周操作 2 ~ 3 次，一个月为 1 个疗程。

五、小儿推拿介质

介质的作用首先是保护皮肤、避免损伤，其次是增强效果。

有些介质如油脂类（芝麻油、猪油、凡士林等）、粉末类（滑石粉、爽身粉、痱子粉等）具有保护皮肤的作用。有些介质如汁类（姜汁、葱汁、蒜汁、蛋清等）、水剂（凉水）具有增强推拿效果的作用。中药提取物与油脂混合制成的按摩油膏为目前常用的小儿推拿介质，如冬青膏、陈元膏、乌头膏等。

培训任务 2

小儿推拿手法

学习单元 1

概述

一、手法顺序

在做小儿推拿手法时，必须先做轻柔的手法，如次数较多的推法、揉法和时间较长的摩法，而刺激较强、速度较快且次数较少的掐法、拿法、捏法等则应后做。如果遇到急救情况，则根据需要，可先用强刺激类手法。

二、补泻手法

小儿推拿手法大多在特定穴上做，手法方向、刺激强度、速度的不同会有不同的补泻作用。一般认为用力轻柔、速度缓慢、顺经方向的手法为补，反之则为泻，而用力和速度在补泻之间、往返方向又均衡的手法为平补平泻。

年龄差异是小儿推拿操作者做手法时必须考虑的因素，一般情况下根据小儿的年龄确定补泻手法在穴位上作用的次数。补泻手法次数的年龄对照表见表 2–1。

表 2–1 补泻手法次数的年龄对照表

补泻（清）手法	年龄				
	1～12 个月	1～3 周岁	4～6 周岁	7～9 周岁	10～12 周岁
	手法次数				
补法	150～250	300～600	600～800	800～1 000	1 000～2 000
泻（清）法	20～60	50～150	100～300	150～300	200～400

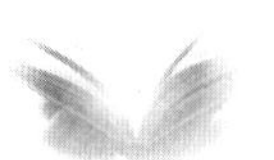

三、手法操作注意事项

1. 操作者态度和蔼可亲，指甲修剪光滑，手部保持清洁，冬天保持双手温暖。

2. 操作时以小儿左手为宜，必要时可考虑右手，手法轻重适宜。

3. 介质在冬春两季可用姜汁等温热药物，在夏秋两季可用酒精、滑石粉等，根据小儿情况灵活选用。

4. 室内光线充足，空气流通，温度适宜。

5. 做手法后请家长注意让小儿避风，同时忌食生冷。

学习单元 2

小儿推拿常用单式手法

一、推法

1. 定义

（1）直推法。直推法是用拇指桡侧或螺纹面，或食指、中指螺纹面在穴位上做直线推动，如图 2–1 和图 2–2 所示。

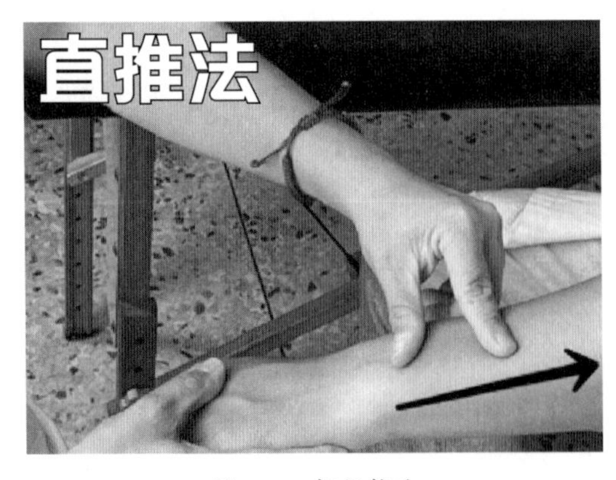

图 2–1　拇指推法

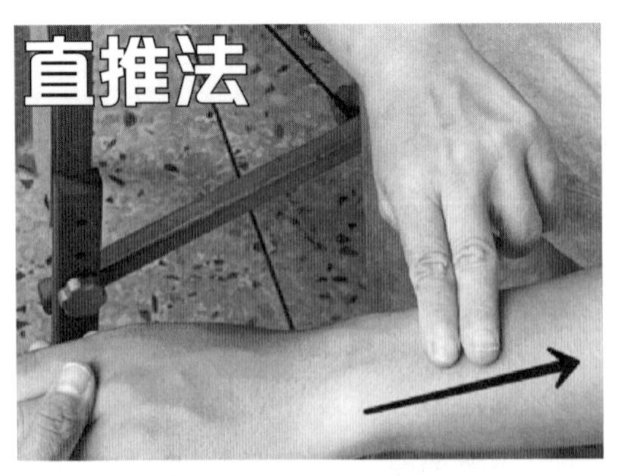

图 2–2　食指、中指推法

（2）旋推法。旋推法是用拇指螺纹面在穴位上做顺时针或逆时针方向的旋转推法，如图 2–3 所示。

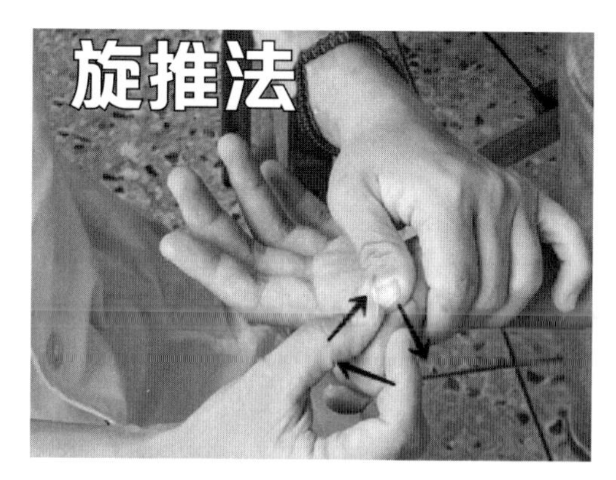

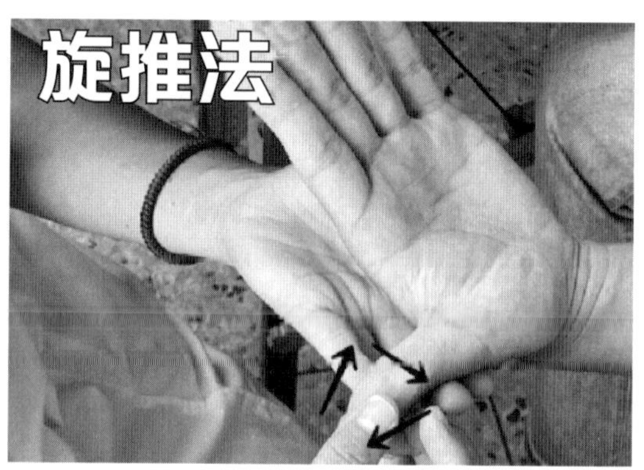

图 2-3　旋推法

（3）分推法。分推法又称分法，是用双手拇指螺纹面或桡侧，或食指、中指螺纹面，自穴位向两旁做反向推动，或做“八”字形推动，如图 2-4 所示。

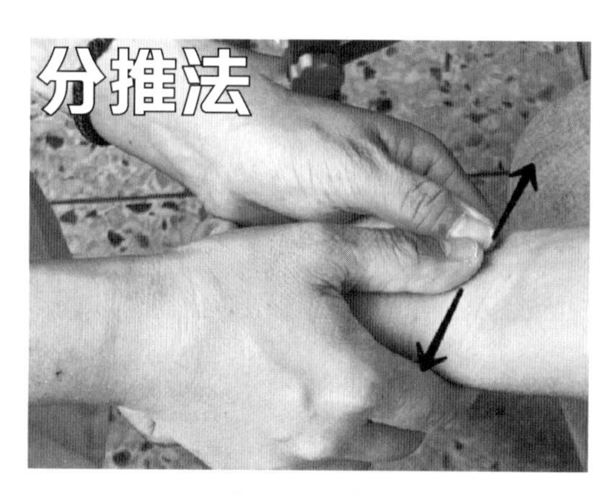

图 2-4　分推法

（4）合推法。合推法又称合法，是用双手拇指螺纹面从穴位两旁向穴位处推动至拇指合拢，如图 2-5 所示。合推法动作方向与分推法相反。

2. 动作要领

（1）采用推法进行操作时，操作者应放松上肢，肘关节自然屈曲。直推时拇指或食指、中指各关节要自然伸直，不要有意屈曲；旋推时拇指用力要均匀、稳定。总之，推法主要是腕、肘、肩关节和掌指关节的活动要协调，以达到轻快柔和、平稳着实的效果。

（2）直推和分推时动作呈线形或“八”字形，旋推时动作呈螺旋形。

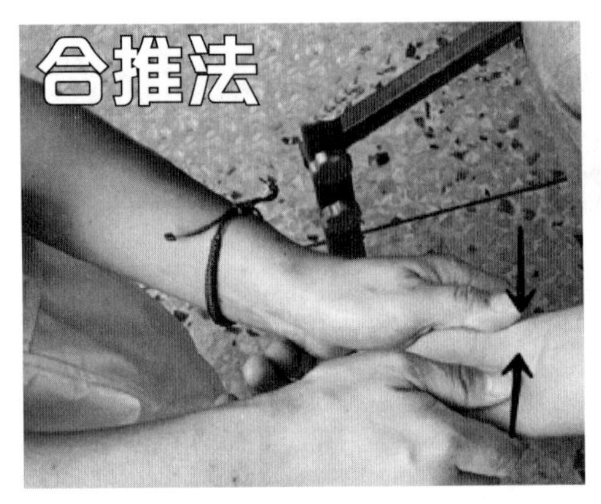

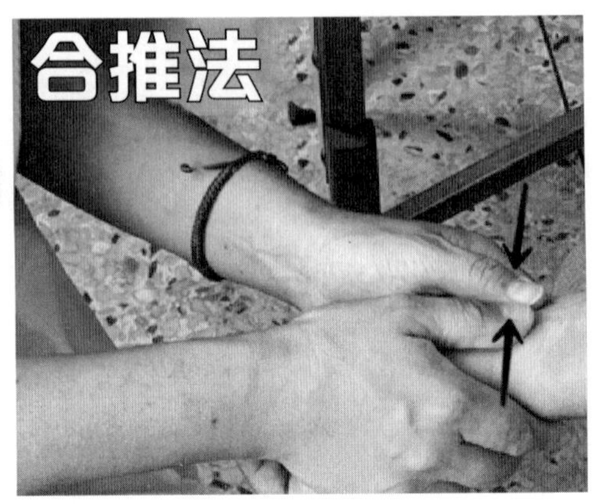

图 2-5　合推法

（3）推动穴位时，动作必须有节律性，用力均匀、柔和，动作协调、深透。

3. 应用

（1）推法具有祛风散寒、清热止痛的双重功效，且能通经活络，广泛应用在小儿头面颈项部、上肢部、胸腹部、腰背部和下肢部的“线”状和“面”状穴位。

（2）操作时一般以葱姜汁、酒精等为介质，以防小儿皮肤破损，并能加强推拿效果。

（3）注意掌握手法的方向、轻重、快慢，以使手法的补泻作用达到预期效果。

（4）推法是从摩法演变而来的，但比摩法重，比揉法轻。旋推法与指摩法极为相似，但有区别，必须严格区分，操作时需要准确应用。

二、按法

1. 定义

按法是用拇指或中指指端，或掌心（根）在选定的穴位上用力向下按压，且一压一放地反复进行。用指压称为指按法，用掌压称为掌按法（见图 2-6）。

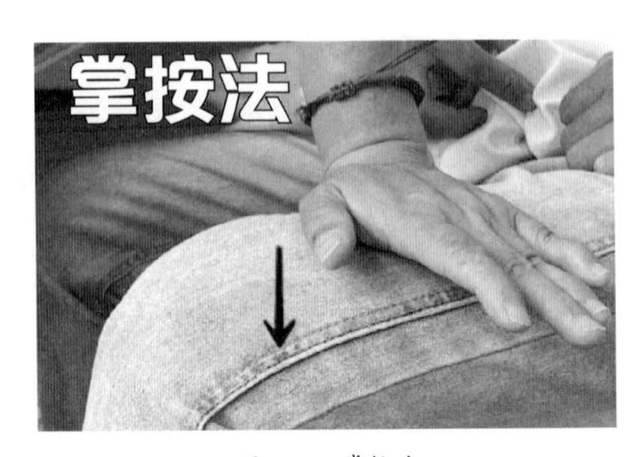

图 2-6　掌按法

2. 动作要领

（1）采用指按法时，手握成空拳状，四肢自然屈曲或放松，拇指或中指伸直，指端着力在穴位上，逐渐向下揿压。

（2）采用掌按法时，腕关节微背屈，蓄力于掌，掌心或掌根向下揿压，缓和渐进用力，切忌粗暴。

3. 应用

按法具有通经活络、开通闭塞、祛寒止痛的作用。

（1）指按法常用于“点”状穴。例如，拇指或中指伸直，指端着力逐渐下压，以指代针（这种手法又称指针法）。此法适用于全身各部位和穴位。

（2）掌按法常用于“面”状部位。

（3）为了强化按法效果，常将按法与揉法相结合，即采用复合性手法按揉，此时一般需要加润滑剂。单独使用按法时，往往不需要加润滑剂。

三、拿法

1. 定义

捏而提起称为拿，又称提拿。具体来说，拿法是用拇指与其他四指相对捏住某一部位或穴位，逐渐用力内收，并持续做捏提动作。拿法可单手进行（见图 2–7），也可双手（见图 2–8）同时进行。

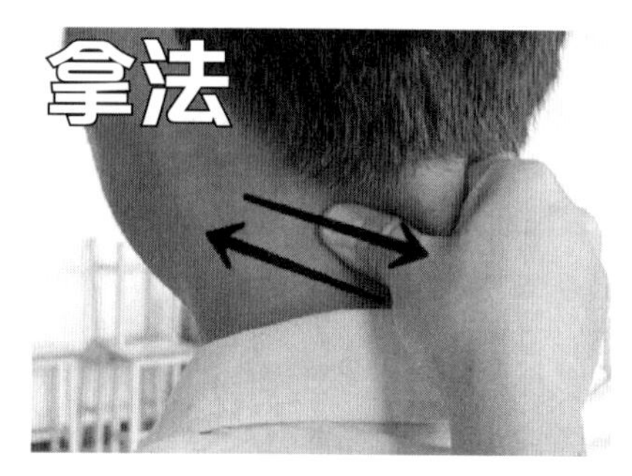

图 2–7　拿法（单手）

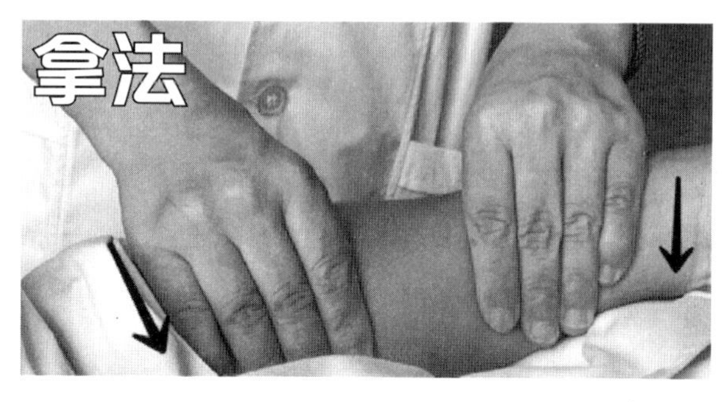

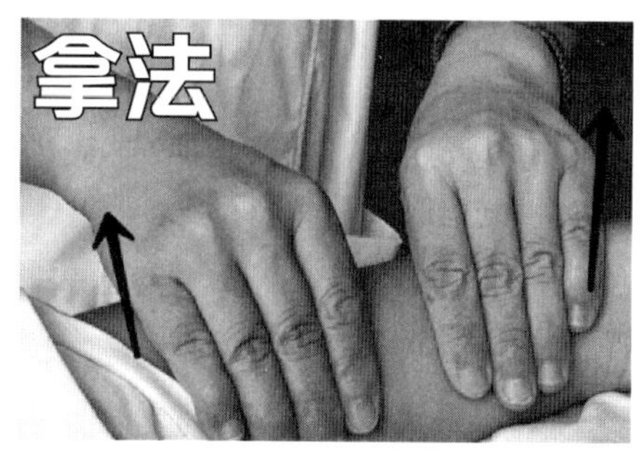

图 2–8　拿法（双手）

2. 动作要领

（1）操作时肩臂要放松，腕掌要自然蓄力，用拇指螺纹面着力。

（2）捏提动作要连绵不断，用力要先由轻到重，再由重到轻。

3. 应用

（1）拿法刺激较强，具有疏通经络、解表发汗、镇静止痛、开窍醒神的作用，多用于急救。拿法用于颈项部、肩部和四肢部穴位，可调理外感头痛、项强、四肢关节及肌肉酸痛。

（2）拿法是从按法演变而来的，但两者有区别，按法是按之不动，拿法是多指端相对用力地捏提。

四、摩法

1. 定义

摩法是将食指、中指、无名指、小指螺纹面或掌面放在穴位上，以腕关节屈伸、前臂旋转为主要动力，连同前臂做顺时针或逆时针方向的环旋抚摩动作。以各指螺纹面着力的摩法称为指摩法，以掌面着力的摩法称为掌摩法。指摩法、掌摩法分别如图 2–9、图 2–10 所示。

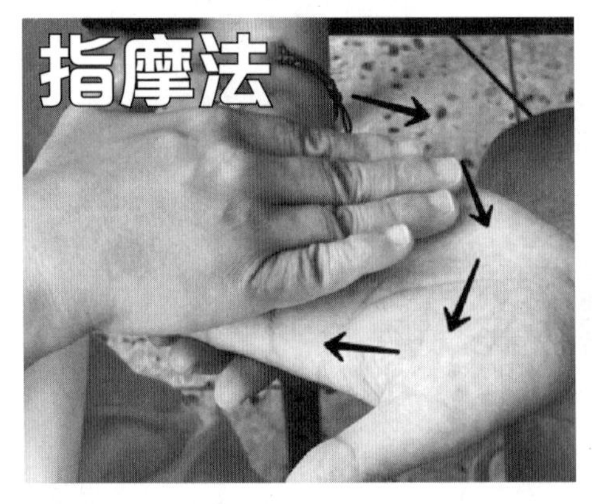

图 2–9　指摩法

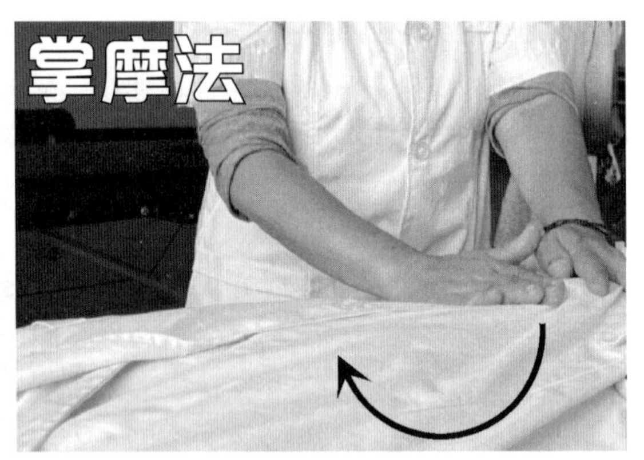

图 2–10　掌摩法

2. 动作要领

（1）肩臂放松，肘关节微屈，指、掌着力部分随腕关节主动屈伸、旋转，动作协调。

（2）指、掌在体表做环旋抚摩时不要带动皮下组织。

（3）根据小儿病情和体质，注意摩顺时针或逆时针方向，以达到预期的补泻效果。

（4）用力柔和自然、大小适当，速度均匀、协调。

（5）操作频率为每分钟 120 ~ 160 次。

3. 应用

摩法具有理气活血、消肿退热、消积导滞、温中健脾的作用。

（1）摩法常用于胸腹部“面”状穴。一般指摩法适用于头面等部位，掌摩法适用于胸腹胁肋等部位。调理肠胃疾病采用摩法最有效，调理急性扭挫伤可用摩法消肿。

（2）摩法与揉法有区别，摩法轻而不浮且不吸定于体表穴位。摩法与旋推法和运法动作相似，但比旋推法轻，比运法重。

（3）摩法操作时间较长。

（4）使用摩法时常配合药膏，故有膏摩之称。缓摩为补，急摩为泻；也可以顺时针为补，逆时针为泻。

五、揉法

1. 定义

揉法是用中指或拇指指端，或掌根或大鱼际吸定于穴位，以腕关节和掌指关节屈伸旋转或腕关节回旋活动为主要动力，带动前臂做顺时针或逆时针方向的旋转活动。指端吸定于穴位为指揉法（见图 2–11），大鱼际吸定于穴位为鱼际揉法（见图 2–12），掌根吸定于穴位为掌根揉法（见图 2–13）。

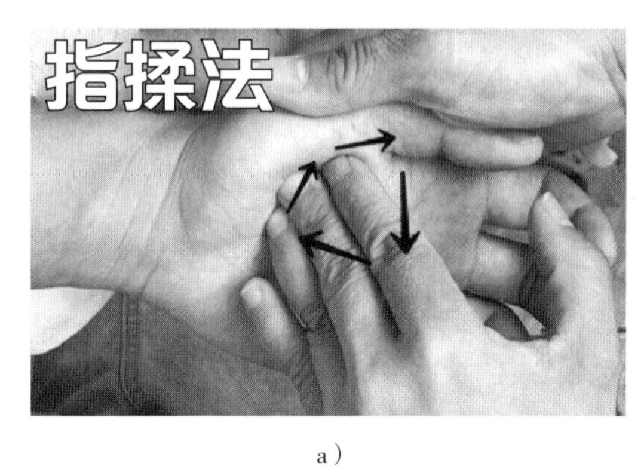

a）

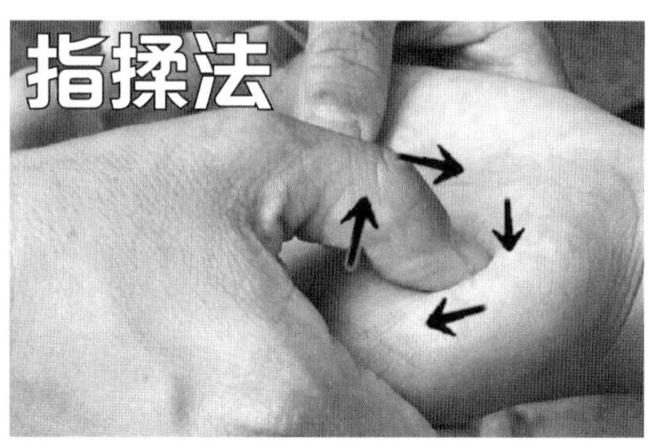

b）

图 2–11　指揉法

a）中指揉法　b）拇指揉法

2. 动作要领

（1）操作时用力要均匀、着实，动作宜轻柔而有节律性。

（2）采用指揉法时，以腕关节和掌指关节屈伸旋转为主要动力；采用鱼际揉法和掌根揉法时，以腕关节的回旋活动为主要动力并带动前臂，肩和上臂宜放松，吸定于

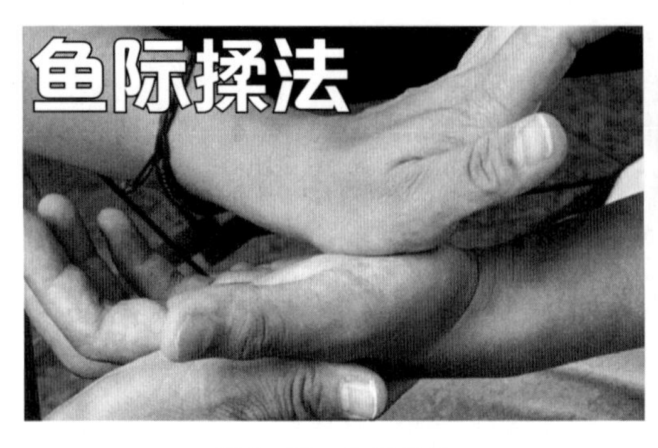

图 2-12　鱼际揉法

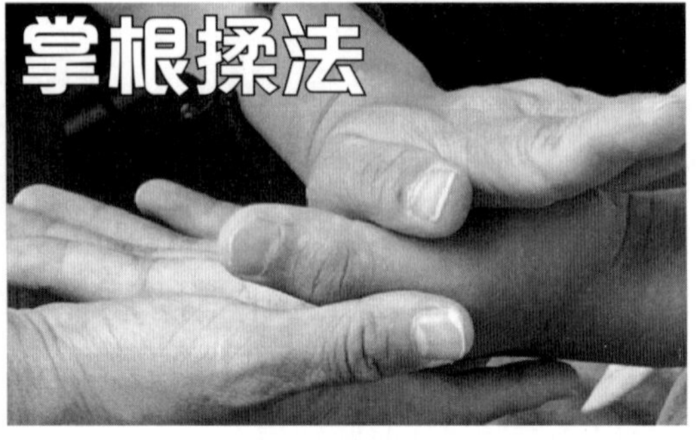

图 2-13　掌根揉法

穴位而不在皮肤上摩擦，要使该处皮下组织随着揉动逐步产生微热感。

（3）不同于旋推法、摩法和运法，揉法在着力面上用劲儿要大一些。

（4）操作频率为每分钟 160～200 次。

3. 应用

揉法既能消肿止痛、祛风散热，又能调和气血、理气消积。

（1）指揉法常用于“点”状穴，操作时可配合使用润滑剂作为介质，既可保护小儿皮肤，又可增强推拿效果。根据需要，可两指并揉或三指同揉。指揉法适用于全身各部位，主调脘腹胀满、便秘泄泻等肠胃系统疾病，对急性软组织损伤的恢复也有一定效果。

（2）鱼际揉法和掌根揉法适用于“面”状穴。

（3）操作时根据需要选择顺时针或逆时针方向，以起到补泻的作用。

六、运法

1. 定义

运法是用拇指或食指、中指指端在穴位上做弧形或环形运动，如图 2-14 所示。

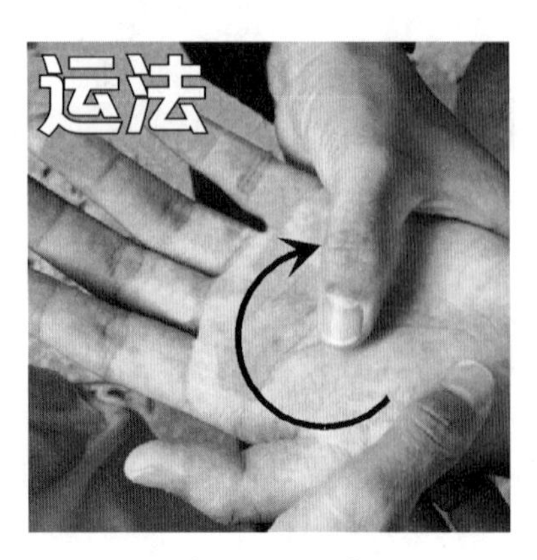

图 2-14　运法

2. 动作要领

（1）指端一定要贴紧着力部位，宜轻不宜重，宜缓不宜急。注意，是指端在体表穴位上旋转摩擦移动，不要带动皮下组织。

（2）操作频率为每分钟 80～120 次。

3. 应用

运法能理气和血、舒筋活络，常用在小儿的头面部及手部。

（1）运法常用于“面”状穴或“线”状穴，一般可配合使用润滑剂作为介质，也可用于“点”状穴。

（2）运法的方向常与补泻有关，使用时可视情况而定。

（3）运法比推法和摩法更轻、更缓慢。

七、掐法

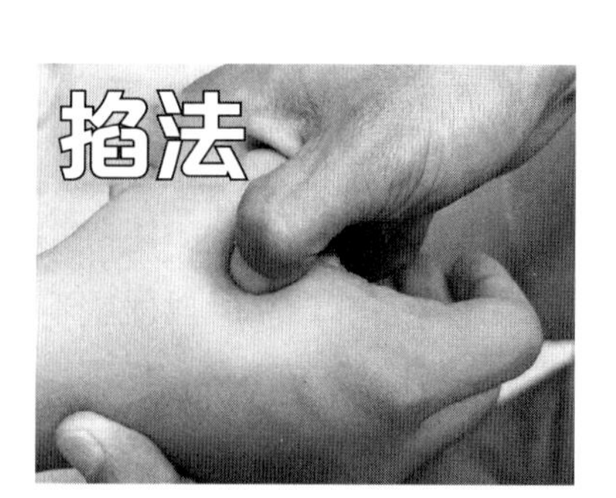

图 2–15　掐法

1. 定义

掐法是拇指垂直用力，用指甲重刺激小儿某处或穴位，如图 2–15 所示。

2. 动作要领

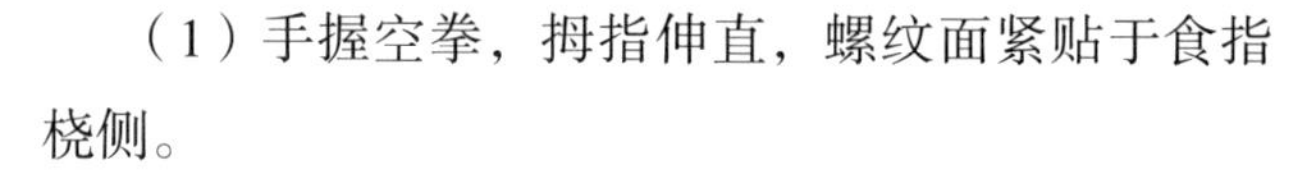

（1）手握空拳，拇指伸直，螺纹面紧贴于食指桡侧。

（2）拇指指甲逐渐用力，垂直掐压穴位，掐时缓缓用力，切忌爆发用力。

3. 应用

掐法具有定惊醒神、通关开窍的作用，适用于头面部、手足部的穴位。例如，当小儿突发急性惊症时可掐人中、掐十宣。

（1）掐法是强刺激手法，以指代针，常用于“点”状穴，是急救常用手法。

（2）应用掐法时可重刺穴位，因为次数少，所以一般不用润滑剂，但注意不要掐破皮肤。掐后常在穴位上继续采用指揉法，以缓解小儿不适感。

八、捏法

1. 定义

一种捏法是用拇指桡侧缘顶住皮肤，食指、中指前按，三指同时用力捏皮肤，双手相对用力挤压；另一种捏法是食指屈曲，用食指中节桡侧顶住皮肤，拇指前按，两指同时用力捏皮肤，双手交替捻动向前，如图 2–16 所示。

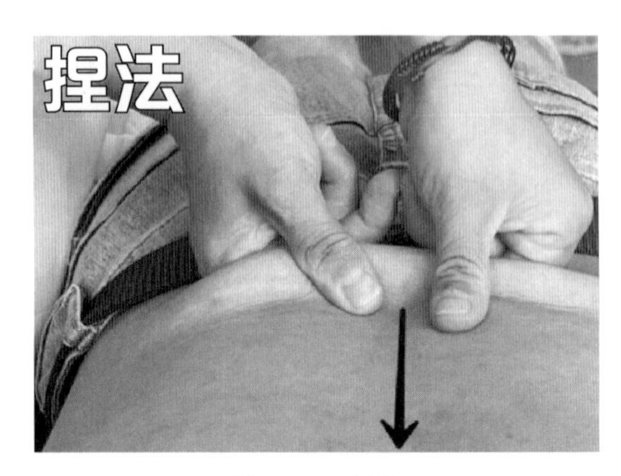

图 2-16　捏法

2. 动作要领

（1）拇指、食指、中指三指或拇指、食指两指捏皮肤，次数以及用力大小要适当，切不可带有拧转。所捏皮肤不宜过多，否则手法不易捻动向前；捏皮肤也不宜过少，否则易滑脱停滞不前。

（2）双手交替捻动向前操作时不可间断，且捻动必须直线进行，不可歪斜。

（3）捏脊方向必须根据小儿情况，或由上而下或由下而上。

3. 应用

捏法具有调和阴阳、健脾和胃、疏通经络、行气活血、镇惊安神的作用。捏法俗称“翻皮肤”，主要用于背脊处的“线”状穴。因为捏法对调理疳积有显著效果，所以又称“捏积疗法”，尤其对调理小儿积滞、疳积、厌食、腹泻、呕吐等症有特效。

九、搓法

1. 定义

搓法是指用双手掌心挟住一定部位，相对交替用力地来回快速搓动，同时做上下往返移动，如图 2-17 所示。

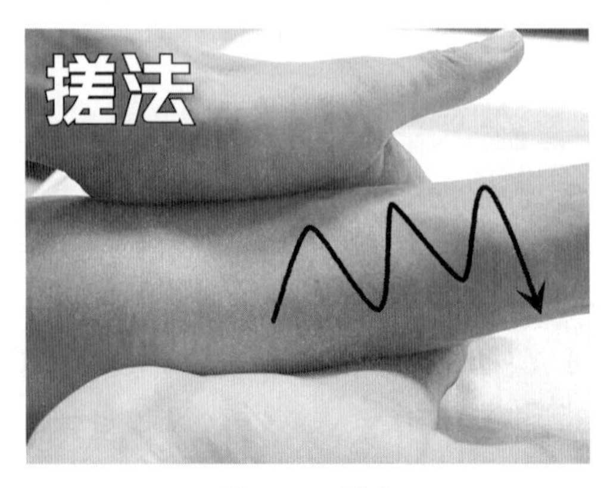

图 2-17　搓法

2. 动作要领

（1）操作时两掌相对用力，前后交替摩动。

（2）动作要协调、柔和，搓动宜快，

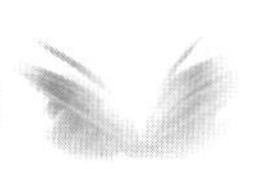

但由上向下往返移动宜缓慢，不要间断。

3. 应用

搓法有疏通经络、行气活血、放松肌肉的作用，主要用于四肢部、躯干部和胁肋部。

十、摇法

1. 定义

摇法是用左手托扶着力关节近端，用右手握住着力关节远端，做较大幅度的转动或摇动，如图 2-18 所示。

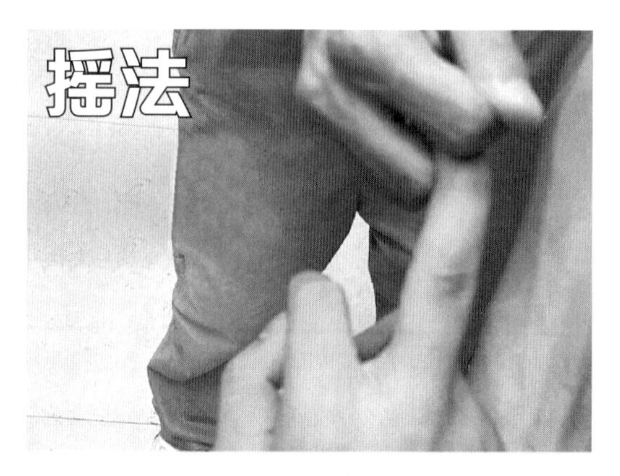

图 2-18　摇法

2. 动作要领

（1）操作时动作要缓和稳定，用力宜轻。

（2）摇动的方向和幅度必须在小儿能承受的范围之内。

3. 应用

（1）摇法主要用在人体各关节处，可促使关节功能恢复。

（2）一般寒证往里摇，热证往外摇。

十一、捻法

1. 定义

捻法是用拇指、食指螺纹面捏住一定部位，做相对用力捻动，如图 2-19 所示。

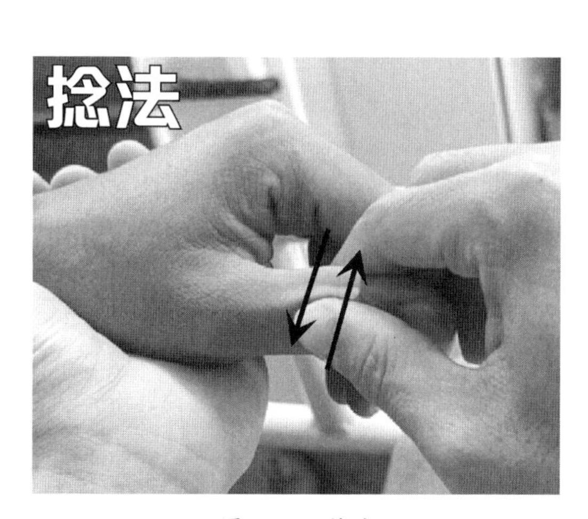

图 2-19　捻法

2. 动作要领

（1）沉肩，垂肘，腕端平。

（2）拇指、食指螺纹面相对用力，捻动时要灵活。

3. 应用

捻法一般用在四肢小关节处，具有滑利关节、消肿止痛的作用。捻法与其他手法相配合，可调理指（趾）间关节扭伤而引起的疼痛、肿胀，或屈伸不利等症。

十二、拍法

1. 定义

拍法是将五指并拢，用屈曲的掌面拍打体表，如图 2–20 所示。

2. 动作要领

（1）肩、肘、腕关节放松，掌指关节微屈。

（2）腕关节轻微屈伸。

（3）拍时必须轻重适度，有节奏感。

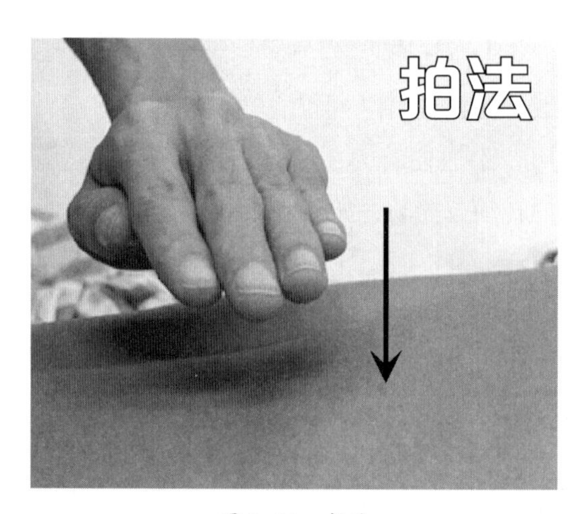

图 2–20　拍法

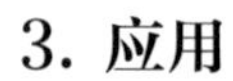

3. 应用

拍法适用于肩背部、腰臀部及下肢部，可调理小儿烦躁不安、哭闹不休的症状。拍法具有调和气血、促进血液循环、消除肌肉疲劳和缓解肌肉痉挛的作用。

十三、扯法

1. 定义

扯法是用拇指、食指指端夹住皮肤，如图 2–21 所示；或用屈曲的食指、中指中节夹住皮肤，适当用力做一拉一放的动作。扯法又称拧痧、扭痧。

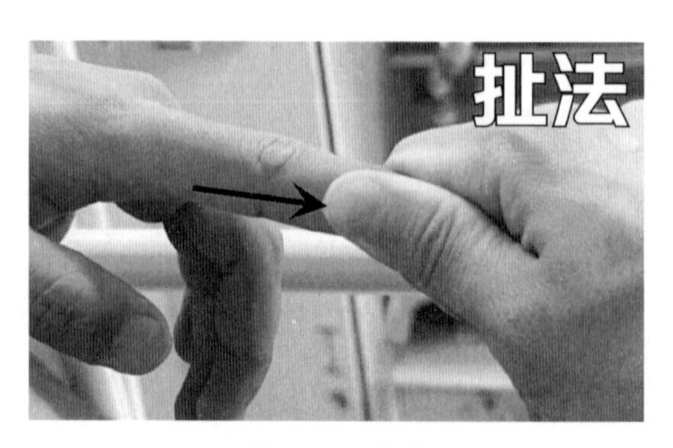

图 2–21　扯法

2. 动作要领

（1）肩关节放松，肘关节屈曲，腕关节自然伸平。

（2）拇指、食指指端夹取的皮肤面积大小要适中，太小小儿疼痛难忍，太大易滑脱。

（3）一拉一放的动作要有节奏感。

（4）通常配合适当的介质如麻油、清水等，在操作过程中随蘸随扯，以局部皮肤呈红紫色为度。

3. 应用

扯法有解表透邪、通经散郁的作用，适用于调理中暑、外感风热、食物中毒等症。可根据小儿情况在印堂、鱼腰、天突、大椎、华佗夹脊等部位使用扯法。

十四、刮法

1. 定义

刮法是用瓷汤匙、硬币或玉环的光滑边缘，或用拇指桡侧缘，紧贴着皮肤由上往下或向两旁刮动，如图 2-22 所示。刮法又称刮痧。

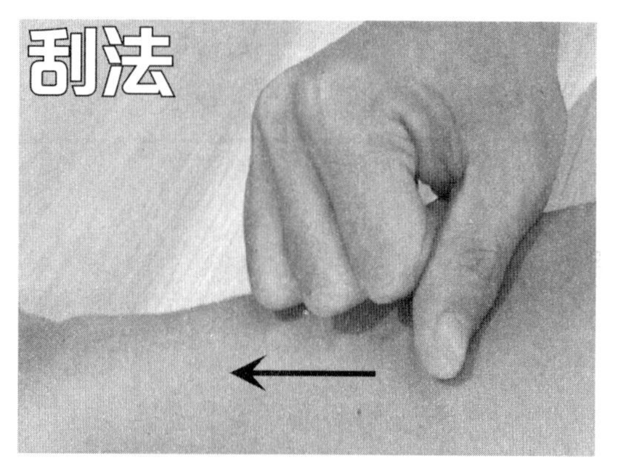

图 2-22　刮法

2. 动作要领

（1）所用器具必须光滑、整洁。

（2）刮动时器具要紧挨皮肤，用力要适当。

（3）刮时紧刮慢移，以皮下充血、皮肤呈红紫色为度。

3. 应用

刮法刺激较重，具有散发郁热的作用，一般用于缓解中暑症状。刮法常用在眉心、颈项部，刮时可用水或油类作为润滑剂。

十五、捏挤法

1. 定义

捏挤法是双手的拇指、食指在选定部位（穴位）固定捏住，然后一齐用力先向里挤再放松，反复操作，以局部皮肤呈红色或红紫色甚至紫黑色为度。例如，捏挤天突如图 2-23 所示。

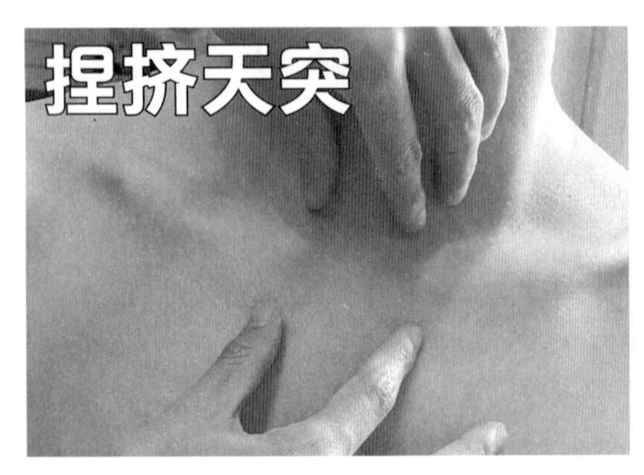

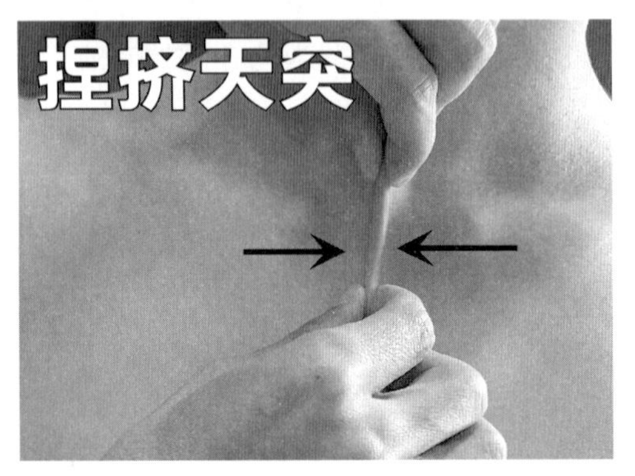

图 2-23　捏挤天突

2. 动作要领

双手要着实捏住皮肤，动作要灵活，避免小儿承受剧痛，双手相距约 1 厘米再向里挤。

3. 应用

捏挤法多用于散发郁热，可有效调理中暑、痧证、痰、食郁结。调理小儿乳蛾、恶心、呕吐可捏挤天突、清板门，有显著效果。捏挤法属于重刺激手法，有一定痛感，在每个部位或穴位捏挤一次，宜接揉法以缓解疼痛。

十六、擦法

1. 定义

擦法是用掌面、大鱼际或小鱼际着力于选定部位进行直线的来回摩擦，如图 2-24 所示。擦法包括掌擦法、大鱼际擦法、小鱼际擦法。

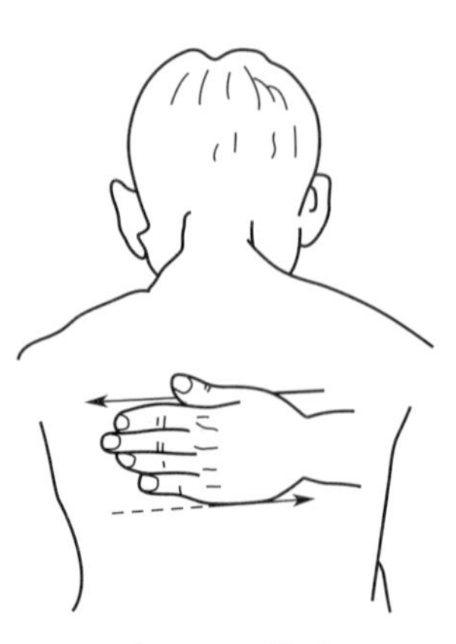

图 2-24　擦法

2. 动作要领

（1）采用擦法时，不论上下方向还是左右方向，都应直线往返，不可歪斜，且往返距离要拉长一些。

（2）着力部位要紧贴皮肤，但不要硬用力压，以免擦破

皮肤。

（3）用力要稳，动作要均匀连续，小儿呼吸自然，以透热为度。

3. 应用

擦法是一种柔和温热的刺激手法，具有温经通络、行气活血、消肿止痛、健脾和胃、提高局部体温、扩张血管、加速血液循环和淋巴循环的作用。采用掌擦法时皮肤温度较低，多用于胸胁部及腹部，可调理脾胃虚寒引起的腹痛及消化不良等症；采用小鱼际擦法时皮肤温度较高，多用在肩、背、腰、臂及下肢部，可缓解风湿酸痛、肢体麻木、伤筋等症；采用大鱼际擦法时皮肤温度中等，在胸腹、腰背、四肢等部位均可应用，适宜调理外伤如瘀血、红肿、疼痛等。三种擦法可以配合使用，不必拘泥于一种。

操作部位要暴露，应涂适量润滑油，以防止擦破皮肤，提高局部皮肤温度。采用擦法后一般不在该部位再采用其他手法，否则容易使小儿皮肤破损。一般擦法放在最后进行操作。

十七、捣法

捣法是用中指指端，或食指、中指屈曲的指间关节着力，在穴位上做有节奏的捣击，如图 2-25 所示。

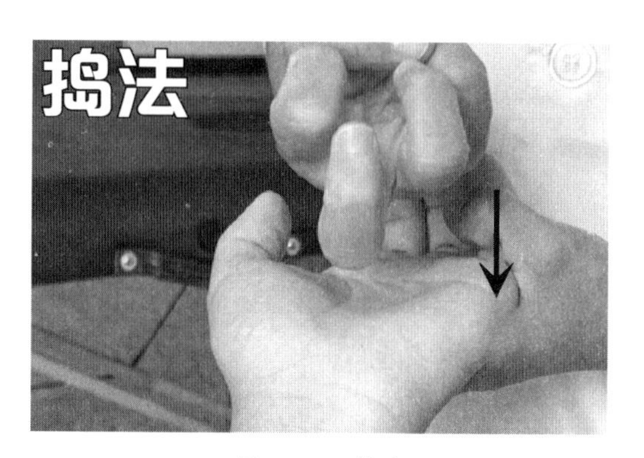

图 2-25 捣法

1. 动作要领

（1）捣击时指关节要自然放松，以腕关节屈伸为主要动力。

（2）捣击时位置要准确，用力时要有弹起的感觉。

2. 应用

捣法相当于“指击法”，或相当于“点法”中轻点一类的手法。捣法常用于小天心、承浆等穴以安神宁志。

学习单元 3

小儿推拿常用复式手法

复式手法又称大手法、复合手法等，是小儿推拿特有的一类操作方法。复式手法既有一定的姿势，又有特定的名称，还有特定的作用。简单来讲，复式手法是指用一种或几种手法在一个或几个穴位上进行特定的操作。

一、黄蜂入洞

操作：用食指、中指指端在小儿两鼻孔处做上下揉动，如图 2–26 所示。

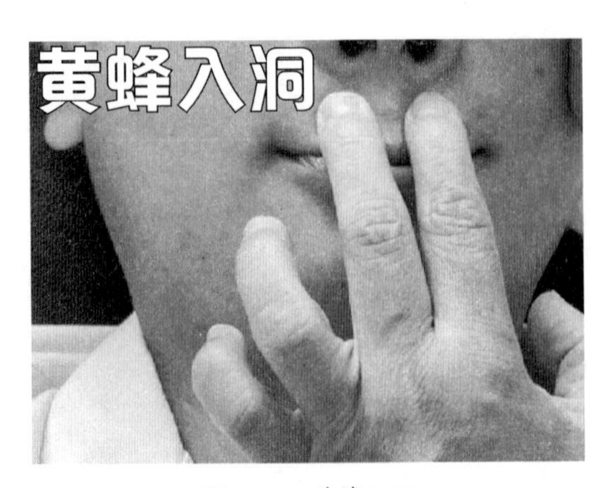

图 2–26　黄蜂入洞

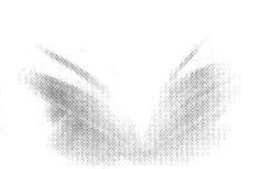

次数：20 ~ 50 次。

作用：发汗。

应用：常用于调理外感风寒、发热无汗，以及急慢性鼻炎、鼻塞流涕、呼吸不畅等上呼吸道疾病。

二、双凤展翅

操作：用双手食指、中指夹小儿两耳向上提数次后，再按掐眉心、太阳、听会、牙关、人中、承浆等穴位。

次数：提 3 ~ 5 次，按掐各穴位 3 ~ 5 次。

作用：温肺经，祛风寒，镇惊，止咳化痰。

应用：常用于调理外感风寒和风热感冒，以及咳嗽多痰等上呼吸道疾病。

三、苍龙摆尾

操作：先用右手拿起小儿食指、中指、无名指三指，左手自总筋至肘尖来回揉搓；再用左手拿住肘部，右手持小儿三指摇动，如图 2–27 所示。

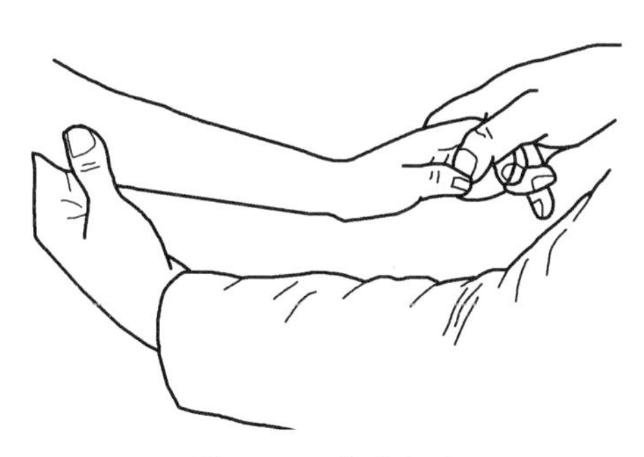

图 2–27　苍龙摆尾

次数：揉搓 5 ~ 10 次，摇 10 次。

作用：开胸，通便，退热。

应用：常用于调理发热、躁动不安等症。

四、凤凰展翅

操作：用双手扼小儿腕部，先分别按捏阴池、阳池两穴，如图 2–28 所示，再左手拿肘处、右手握小儿腕部，向下摇动几次后再向上、向外摇动。

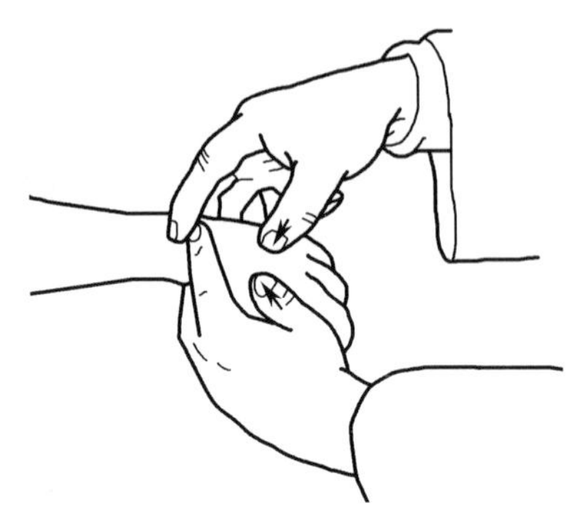

图 2-28　凤凰展翅

次数：按 30 次，摇 20 ~ 30 次。

作用：宣通气机，祛寒解表。

应用：常用于调理因风寒引起的呃逆等症。

五、猿猴摘果

操作：先用双手食指、中指侧面夹住小儿耳尖向上提，再用双手拇指、食指捏住小儿耳垂向下扯，如图 2-29 所示。

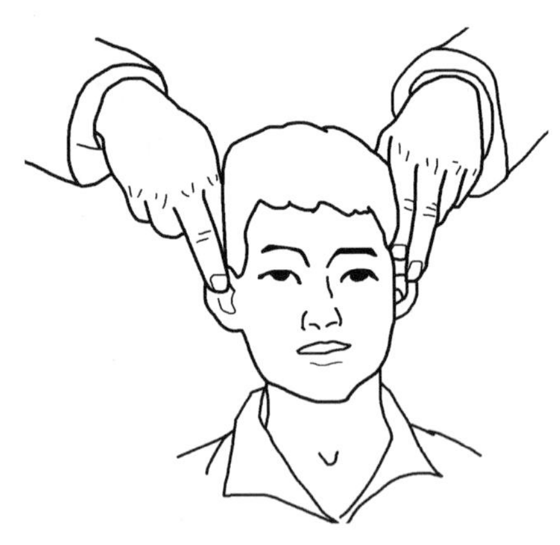

图 2-29　猿猴摘果

次数：向上提 10 ~ 20 次，向下扯 10 ~ 20 次。

作用：利气，健脾和胃，镇惊安神，既除寒又去热。

应用：常用于调理寒热往来、疟疾、寒痰、食积等症。

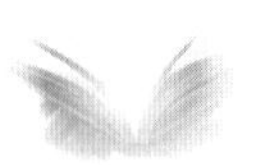

六、二龙戏珠

操作：先用右手拿捏小儿食指、无名指指端，左手按捏阴池、阳池两穴；再往上按捏至曲池，如此 5 次左右；最后左手拿阴池、阳池，右手拿食指、无名指指端摇动。

次数：按捏 5 ~ 6 次，摇动 20 ~ 40 次。

作用：调理阴阳，通阳散寒，退热镇惊。

应用：常用于调理四肢抽搐、惊厥等症，若小儿患寒症可重按其阳池穴，若小儿患热症可重按其阴池穴。

七、运土入水

操作：用拇指外侧缘自脾土沿手掌边缘运向小指端肾水，如图 2–30a 所示。

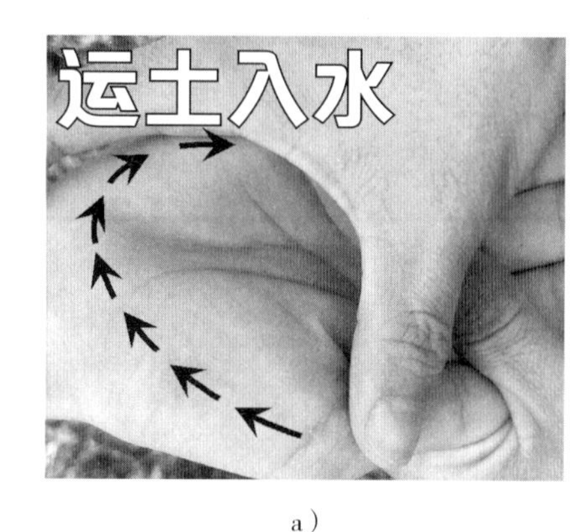

a）

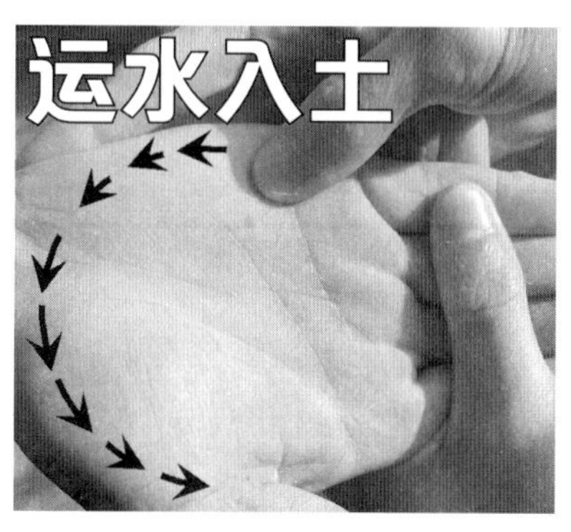

b）

图 2–30　运土入水和运水入土

a）运土入水　b）运水入土

次数：100 ~ 300 次。

作用：滋肾利尿。

应用：常用于调理肾阴不足、摄纳失调的尿频、赤涩、少腹胀满、大便秘结等症。

八、运水入土

操作：用拇指外侧缘自肾水沿小指根运向大指端脾土，如图 2–30b 所示。

次数：100 ~ 300 次。

作用：健脾和胃，润燥通滞。

应用：常用于缓解脾胃虚弱引起的消化不良、大便燥结、里急后重等症。

九、水底捞明月

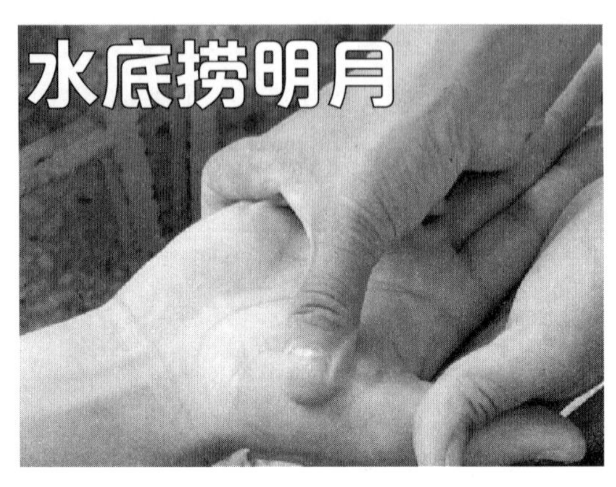

图 2–31　水底捞明月

操作：将凉水滴于掌心内劳宫处，在掌心做旋推；或由小指指根起推运，经掌小横纹、坎推运至内劳宫，边推运边吹凉气，如图 2–31 所示。可以这样理解，“水底”为小指根，“明月”为手掌心内劳宫。

次数：20 次左右。

作用：大凉清热。

应用：水底捞明月为清热大法，此手法大寒大凉，可清热凉血、宁心除烦，调理高热神昏、烦躁不安以及属于邪入营血的各类高热实证效果尤佳，但虚热证不宜使用。

十、打马过天河

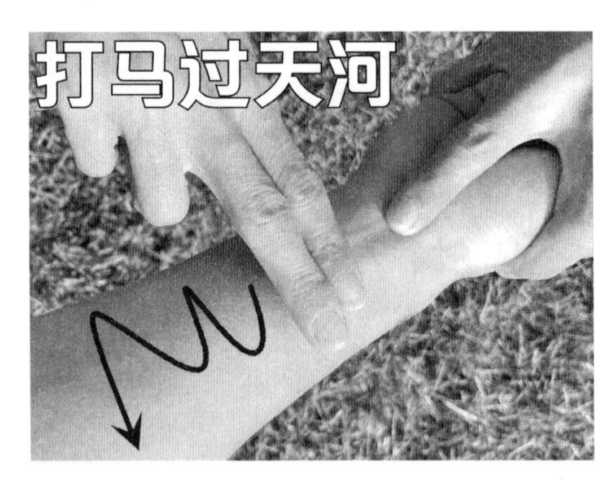

图 2–32　打马过天河

操作：先用右手中指运内劳宫，再用右手食指、中指螺纹面蘸凉水，由总筋起，用食指、中指交替弹打至洪池（曲泽），或用食指、中指弹打至肘弯处，边弹打边吹凉气，如图 2–32 所示。

次数：20 ~ 30 次。

作用：清热，通经络，行气血。

应用：打马过天河主调高热、大热，还可调理神昏谵语、上肢麻木抽搐等实热证。

十一、开璇玑（大推法）

操作：先从璇玑沿胸肋自上而下向左、右分推，再从鸠尾向下直推至脐部，然后由脐部向左、右推摩，最后从脐中推至小腹。

次数：各 50 ~ 100 次。

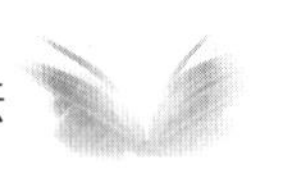

作用：开胸宣通。

应用：开璇玑为开通上焦、宣通中焦之法，包括分推璇玑膻中、推中脘、推摩神阙、推下神阙四种操作方法。开璇玑常用于调理风寒束肺、食积不化引起的胸闷气促、气息喘急、咳痰不畅、夹食腹痛、积滞胀满、呕吐泄泻、发热不退等实热证。

十二、按弦走搓摩

操作：在小儿身后用双掌在腋下至胁肋处自上而下搓摩，如图 2–33 所示。

次数：50 ~ 100 次。

作用：行气导泄，理气化痰。

应用：常用于调理积痰积滞引起的胸下不畅、咳嗽气急、痰喘积聚等症。

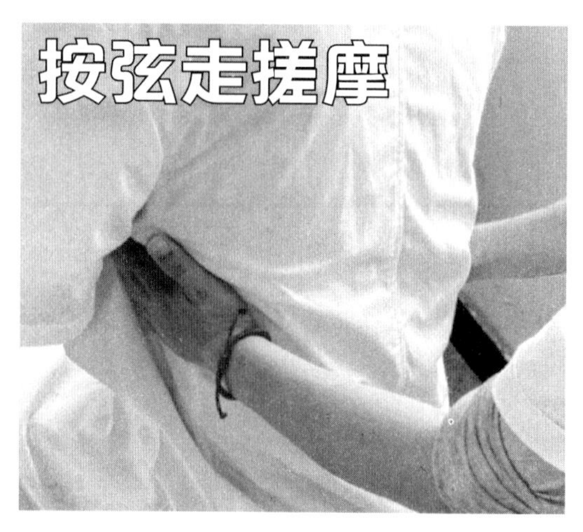

图 2–33　按弦走搓摩

培训任务 3

小儿推拿常用穴位

学习单元 1

概述

腧穴又称穴位，是人体脏腑经络之气输注聚集于体表之所在，是体质调理的关键。小儿推拿穴位不仅有经穴、经外奇穴、经验穴、阿是穴，还有特定穴。特定穴可呈“点”状、“面”状和“线”状分布。

一、小儿推拿取穴定位方法

穴位在体表的位置是固定的，取穴准确与否可以直接影响推拿保健效果。下面介绍几种常用的取穴定位方法。

1. 体表解剖标志定位法

本法以人体体表骨节和肌肉的凸起和凹陷、皮肤的皱纹、乳头、发际、脐窝、唇眉等作为取穴定位的主要标志。这些标志附近的穴位可以直接根据标志来定位。例如，两眉之间定印堂，两乳头之间定膻中。

2. 骨度折量定位法

本法是以小儿体表骨节为主要标志折量全身各部的长度或宽度，定出分寸。即以古代医书规定的人体各部的分寸为基础，并结合历代学者创用的折量分寸（将设定的两骨节点之间的长度折量为若干等份，每 1 等份为 1 寸），作为确定穴位的依据。因为

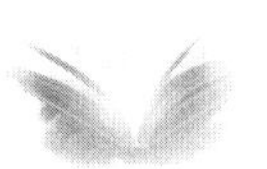

本法是以小儿本人一定部位作为测量依据，所以不论高矮、胖瘦、男女，所有小儿均可按照这个长度标准取穴。本法为腧穴定位的基本方法。

3. 中指同身寸定位法

本法以小儿中指中节屈曲时内侧两端纹之间的距离为 1 寸。本法常用于测量穴位之间的距离。

4. 横指同身寸定位法

本法又称一夫法，是将小儿的食指、中指、无名指、小指并拢，以中指中节横纹处为准，其四指的宽度作为 3 寸。本法经常用于下肢部、腹部的取穴定位。

5. 简便取穴定位法

例如，两耳尖连线与头顶正中线的交点处取百会，中指末节取心经，手掌中央取劳宫，拇指螺纹面取脾经等。

二、小儿推拿穴位的特点

1. 穴位形态多样

传统腧穴均属于“点”状穴，大多分布于肌肉纹理、节解缝会、宛陷之中，其定位方法基本遵循两直线相交于一点的原理。传统的“点”状腧穴，如百会、太阳、人中、承浆、风池、合谷、十宣等，都是小儿推拿常用穴位。许多特定的“点”状穴位如精宁、威灵、一窝风、小天心、山根、年寿、老龙、皮罢等，是在应用小儿推拿过程中被独创出来的。有些传统腧穴用在小儿推拿中，虽然名称相同，但位置却有差异，如肩井为肩部大筋，攒竹为两眉正中至前发际的一条直线。此外，小儿推拿部分特定穴位是“线”状穴和“面”状穴，如三关、六腑、天河水等是“线”状穴，囟门、板门、八卦、五经等是“面”状穴。小儿推拿主要以手操作，接触面积远比针刺大，并且操作灵活，可随时从一点移向另一点，或在某一个平面上操作，传统小儿推拿穴位形态多样，更符合推拿操作习惯，更能体现推拿特色。

2. 操作方式多样

穴位形态的多样性决定了操作方式的多样性。即使是“点”状穴，小儿推拿的操作方式也有多种，如太阳可揉、可掐、可按、可点、可捏挤、可摩、可运。小儿推拿本就是动态过程，而动的方式很多，这是操作方式多样的原因。不同的操作方式对身体的刺激方式不同，而身体对不同刺激方式的反应方式也不同，这是小儿推拿能缓解多种疾病症状、呈现多元化效果的原因。

3. 穴位定位模糊且具有多重性

许多小儿推拿穴位的定位很模糊，如“腹”被简单描述为“腹部”，但实际上腹的范围、腹与脘的界线却难以界定，其原因是小儿推拿以手操作，接触的是“面”，且操作过程是动态的，难以精确界定穴位边界。另外，小儿形体较小，当不同的操作者以手对小儿进行推拿时，操作者的手足以覆盖多个穴位或身体某部位整个区域，这也为精确描述穴位带来一定困难。

由于对穴位的描述缺乏准确定位，又由于对穴位名称的理解不一致，小儿推拿穴位的定位具有多重性。例如，脾经定位就有拇指螺纹面和拇指桡侧之分。穴位定位的多重性是历史遗留问题，对其进行规范和准确的描述势在必行。

4. 归经较难

由于小儿推拿穴位在形态上具有多样性，特别是存在“线”状穴和“面”状穴，因此它们难以完美地与线性经络相串联，无法归入相应经络。但它们仍然与经络关系密切，如天柱骨和七节骨都是截取督脉上的一段作为穴位，甚至整个循行于背部的督脉被定义成“脊”。另外，一些小儿推拿穴位本身就是针灸腧穴的异名，如二人上马相当于中渚，四横纹相当于四缝等。

5. 百脉皆汇于两掌

小儿的许多重要特定穴，特别是代表五脏的五经都分布于两掌。“五脏有疾取五经”已经成为小儿推拿的固定模式。例如，厌食、消瘦、便溏、溢乳多为脾虚，应在拇指脾经多用补法。因此，在手掌上操作是小儿推拿的重点，通过两掌穴位能够对全身脏腑和气血进行调节，故有“百脉皆汇于两掌”之说。操作手掌比操作头部、腹部和背部更容易，也更有利于消除小儿的恐惧，因此，操作者应重视手掌操作。

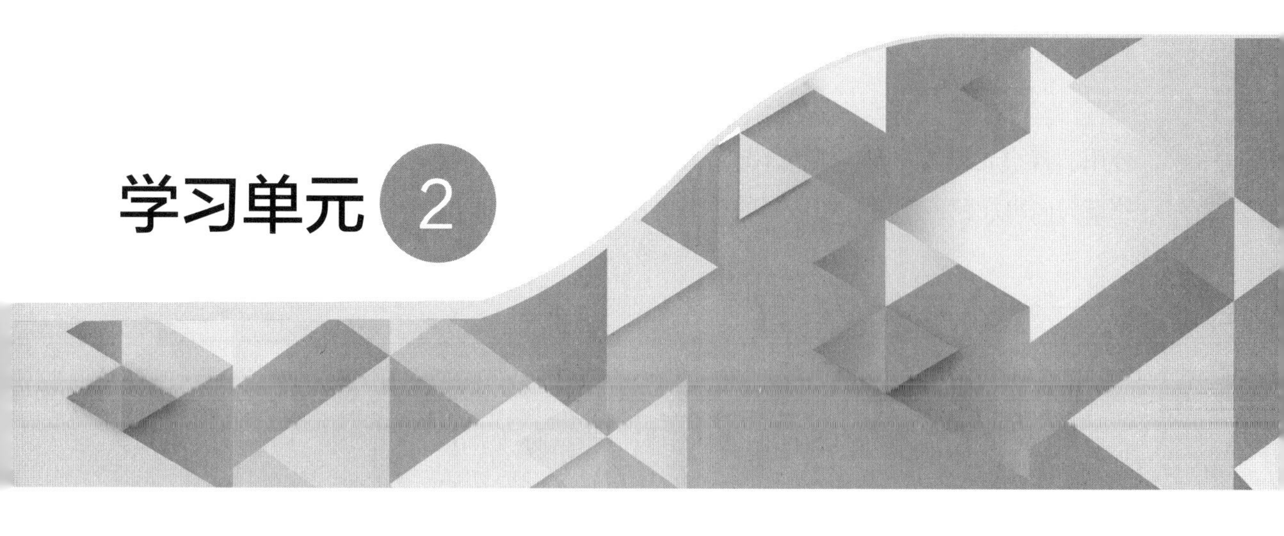

常用头面颈项部穴位

一、天门（攒竹）

位置：两眉连线的中点（眉心）至前发际，成一直线。

操作：用两手拇指自眉心向额上交替直推至天庭，称为开天门（见图 3–1），又称推攒竹。

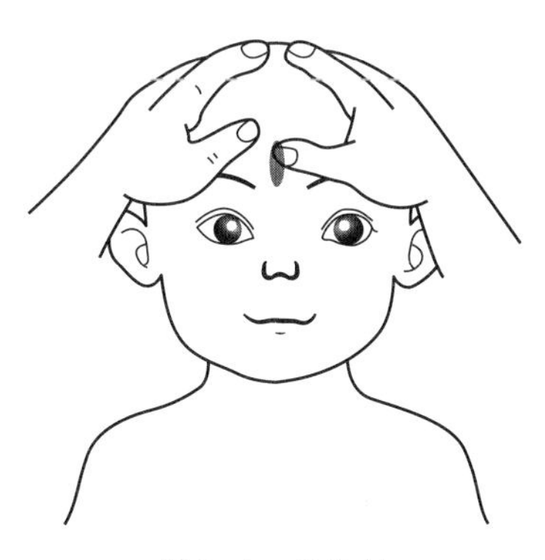

图 3–1　开天门

次数：30 ~ 50 次。

作用：祛风散寒，开窍醒脑，镇静安神。

应用：外感内伤均宜，常用于调理外感发热、头痛等症，多与推坎宫、推太阳等合用。若小儿惊惕不安、烦躁不宁，则多与清肝经、按揉百会等合用。注意，对因体质虚弱而出汗较多或患有佝偻病的小儿慎用。

二、坎宫（眉弓）

位置：自眉心起至眉梢，成一横线。

操作：用两拇指自眉心向两侧眉梢做分推，称为推坎宫（见图 3–2）或推眉弓，又称分头阴阳。

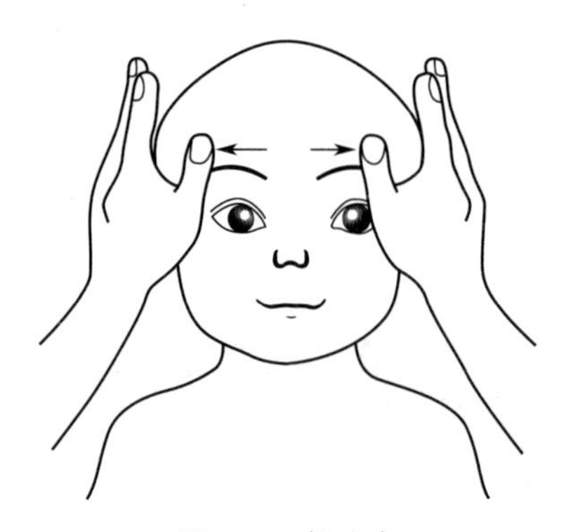

图 3–2　推坎宫

次数：30 ~ 50 次。

作用：醒脑明目，散风寒，止头痛。

应用：推坎宫常用于调理外感发热、头痛等，多与开天门、揉太阳等合用。若用于缓解目赤痛，则多与清肝经、掐揉小天心、清天河水等合用。也可推后再用掐按法，以增强推拿效果。

三、太阳（太阴）

位置：眉后凹陷处。

操作：用两拇指桡侧自眼向耳直推，称为推太阳；用中指指端揉或运，称为揉太阳（见图 3–3）或运太阳。向眼方向揉运为补，向耳方向揉运为泻。

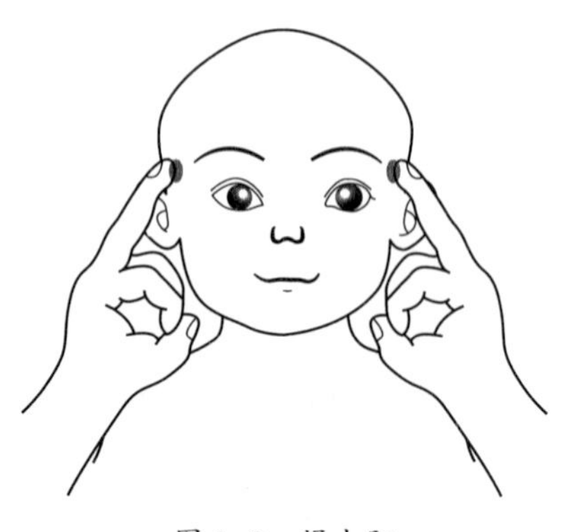

图 3–3　揉太阳

次数：直推约 30 次，揉 30 ~ 50 次，运约 30 次。

作用：祛风散寒，清热明目，止头痛。

应用：推太阳主要用于调理小儿外感发热。若

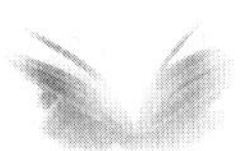

外感表实头痛则用泻法，若外感表虚、内伤头痛则用补法。

四、印堂（眉心）

位置：在两眉连线的中点，该穴为经外奇穴，如图 3–4 所示。

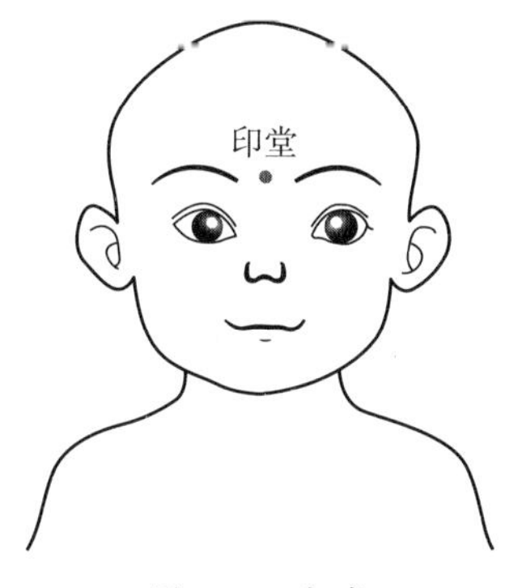

图 3–4 印堂

操作：用拇指指甲掐或用拇指指端揉，称为掐印堂或揉印堂。

次数：掐 3 ~ 5 次，揉 20 ~ 30 次。

作用：醒脑，提神，祛风通窍。

应用：调理惊厥用掐法，多与掐人中、掐十宣合用；调理感冒和头痛用推法，常与开天门、推坎宫、揉太阳等合用。

五、山根（山风、二门）

位置：双目内侧之间，鼻梁上低洼处，如图 3–5 所示。

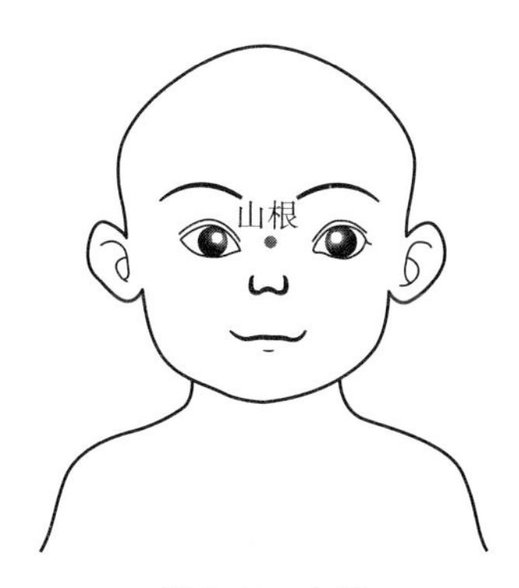

图 3–5 山根

操作：用拇指指甲掐，称为掐山根。

次数：3～5 次。

作用：开窍，醒脑定神。

应用：掐山根用于调理惊风昏迷、抽搐等症，多与掐人中、掐揉老龙等合用。望诊时见小儿山根处青筋显露，则说明该儿脾胃虚寒或患有惊风。

六、人中（水沟）

位置：人中沟上三分之一与下三分之二的交界处。

操作：用拇指指甲掐，称为掐人中（见图 3–6）。

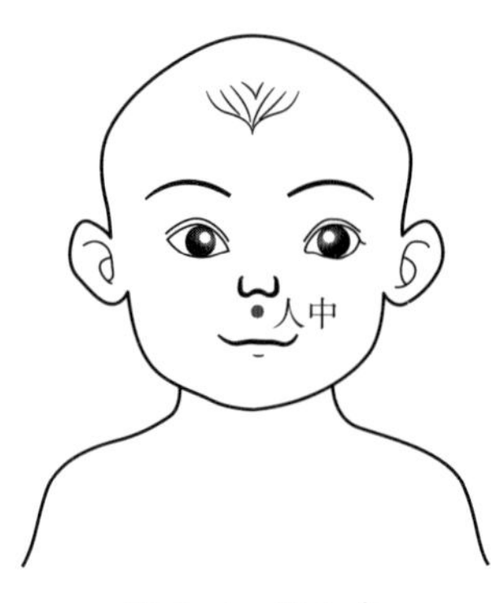

图 3–6　掐人中

次数：掐 3～5 次或醒后即止。

作用：开窍醒脑。

应用：掐人中主要用于急救，对于人事不省、窒息、惊厥或抽搐的小儿掐之有效，多与掐十宣、掐揉老龙等合用。

七、承浆

位置：颐前唇下之凹陷处，如图 3–7 所示。

操作：用拇指指甲做掐法，称为掐承浆；用拇指螺纹面做揉法，称为揉承浆。

次数：掐 3～5 次，揉 20～30 次。

作用：安神镇惊，开窍还阳。

应用：承浆为手足阴阳、督脉任脉之会，与掐人中合用，可以疏通任督二脉、升阳提神，可用于救助昏厥者。掐承浆能调理惊风抽搐、牙疳面肿等症。本穴搭配合谷、

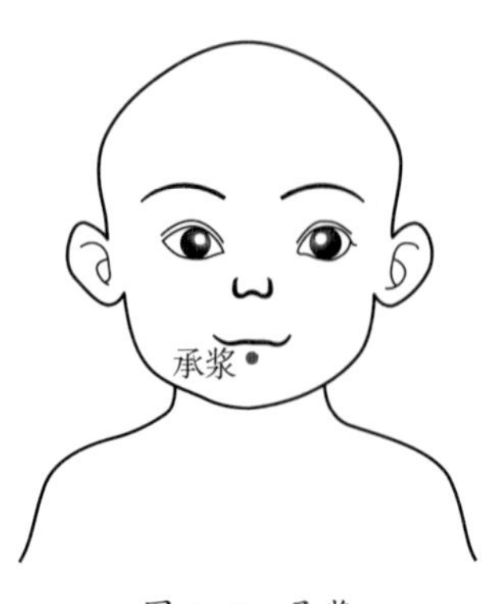

图 3–7　承浆

地仓、颊车还可调理口眼歪斜、暴哑不语等症。揉承浆与推脾经、揉肺俞合用，可以调理上消。

八、迎香（井灶、宝瓶）

位置：鼻翼外缘中点旁，鼻唇沟中，如图 3-8 所示。

操作：用食指、中指两指按揉，称为揉迎香。

次数：按 3 ~ 5 次，揉 20 ~ 30 次。

作用：通鼻窍。

应用：鼻为肺窍，本穴居鼻之两侧，揉之能宣肺气、通鼻窍，可调理感冒或慢性鼻炎等引起的鼻塞流涕、呼吸不畅等症，多与清肺经、拿风池等合用。

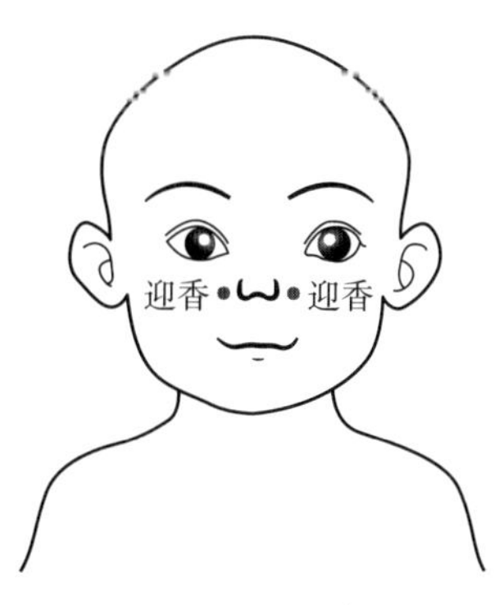

图 3-8　迎香

九、牙关（颊车）

位置：下颌角前上方 1 横指处。

操作：用拇指按，称为按牙关；或用中指揉，称为揉牙关，如图 3-9 所示。

次数：按 10 ~ 20 次，揉约 30 次。

作用：开窍，疏风，止痛。

应用：按牙关主要用在牙关紧闭的情况，若口眼歪斜则多用揉牙关。

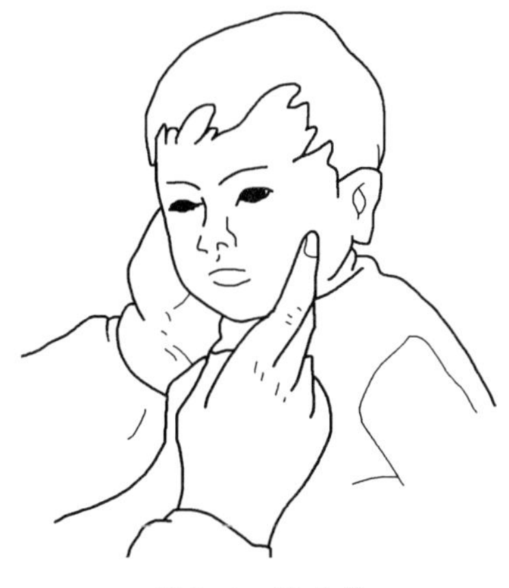

图 3-9　揉牙关

十、囟门（信风、囟会）

位置：前发际正中上 2 寸，百会前骨凹陷处，即如图 3-10 所示的前囟门。小儿推拿不涉及后囟门。

操作：双手四指扶小儿头部，两拇指自前发际向该穴轮换推之（囟门未闭合时，仅推至边缘），称为推囟门；用拇指指端轻揉本穴，称为揉囟门。

次数：50 ~ 100 次。

作用：祛风，定惊，开窍醒神。

应用：推、揉囟门多用于调理头痛、惊风、鼻塞等症。

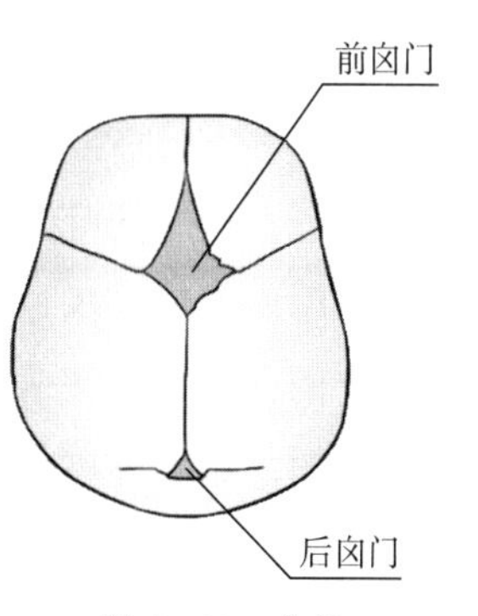

图 3-10　囟门

正常情况下，前囟门在小儿18个月之前闭合，在囟门闭合前操作时需要注意手法，不可用力按压。如果配合使用特制的中药膏推、揉囟门可预防感冒。

十一、百会

位置：头顶正中线与两耳尖连线的交点，如图3–11所示。

操作：用指端按或揉，称为按百会或揉百会。

次数：按30~50次，揉100~200次。

作用：升阳举陷，安神镇惊，开窍明目。

应用：百会为诸阳之会，按或揉之可调理惊风、惊痫、烦躁等症，多与清肝经、清心经、掐揉小天心等合用。若需要调理遗尿、脱肛等症，则常与补脾经、补肾经、推三关、揉丹田等合用。

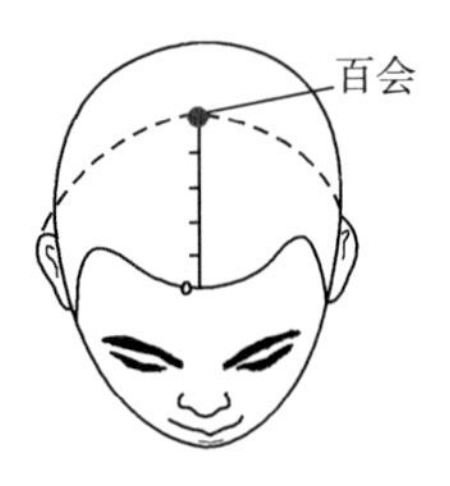

图3–11 百会

十二、耳后高骨

位置：耳后入发际，乳突后缘高骨下凹陷处。

操作：用两拇指或两中指指端揉之，称为揉耳后高骨，如图3–12所示。

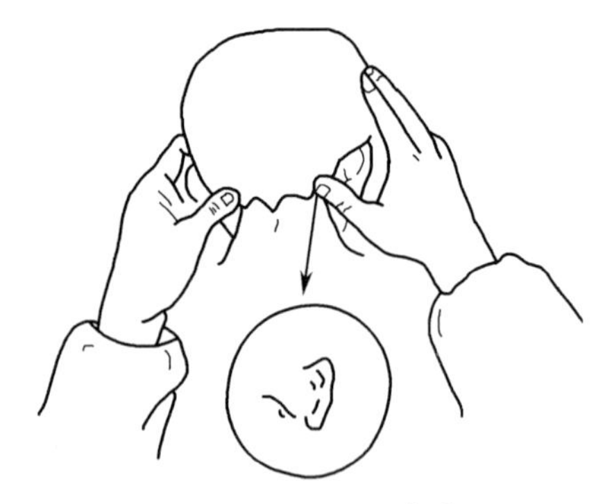

图3–12 揉耳后高骨

次数：揉约30次。

作用：清热息风，镇惊安神。

应用：揉耳后高骨能调理感冒头痛，多与开天门、推坎宫、揉太阳等合用；也能安神除烦，调理神昏烦躁等症。本穴也可采用掐法、拿法、运法等。

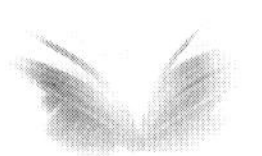

十三、风池

位置：后发际（颈项上部）两侧凹陷处，如图 3–13 所示。

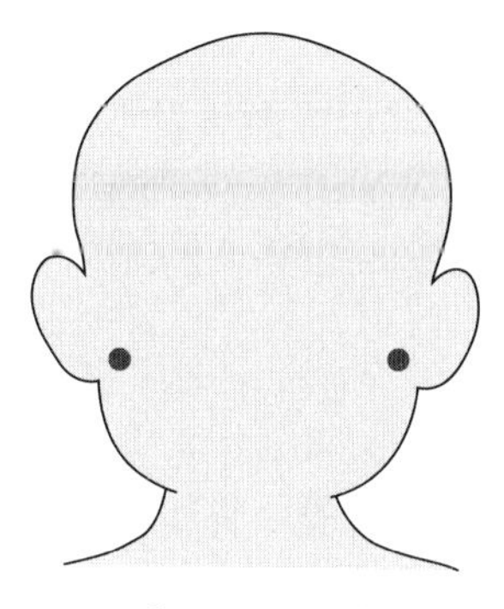

图 3–13　风池

操作：用拇指或食指按揉，称为按揉风池；或用拿法，称为拿风池。

次数：5 ~ 10 次。

作用：发汗解表，祛风明目。

应用：风池主发汗，若配合开天门、掐揉二扇门等，发汗解表之力更强，多用于缓解感冒头痛、发热无汗等表实证，加揉风池还可调理项背强痛。表虚者不宜推拿本穴。

十四、天柱骨

位置：颈后发际正中至大椎，成一直线。

操作：用拇指或食指、中指螺纹面自上向下直推，称为推天柱骨，又称推天柱，如图 3–14 所示；也可用酒盅或汤匙边缘蘸介质自上向下刮，称为刮天柱。

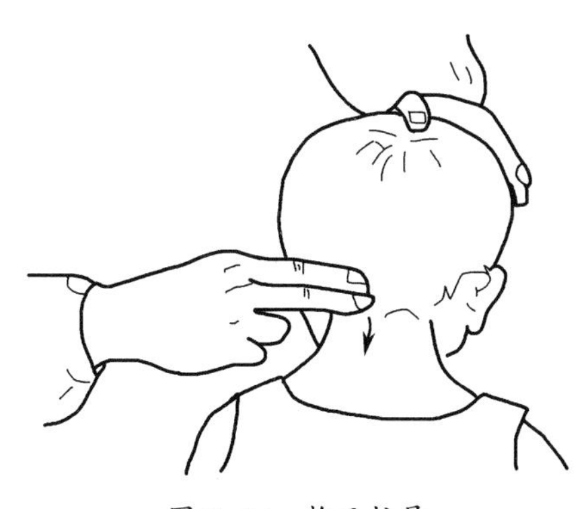

图 3–14　推天柱骨

次数：推 100 ~ 500 次，刮至皮下轻度瘀血即可。

作用：顺气降逆，清热祛痛。

应用：调理呕吐、恶心等症，多与自横纹推向板门、揉中脘等合用，单用推法、刮法也有效，但次数必须较多才行。调理外感发热、颈项强痛等症，多与拿风池、掐揉二扇门等合用。用刮法时多用汤匙边缘蘸姜汁或清水自上向下刮，刮至局部皮下呈红色，可调理暑热发痧等症。

十五、桥弓

位置：在颈部两侧，沿胸锁乳突肌成一直线，如图 3–15 所示。

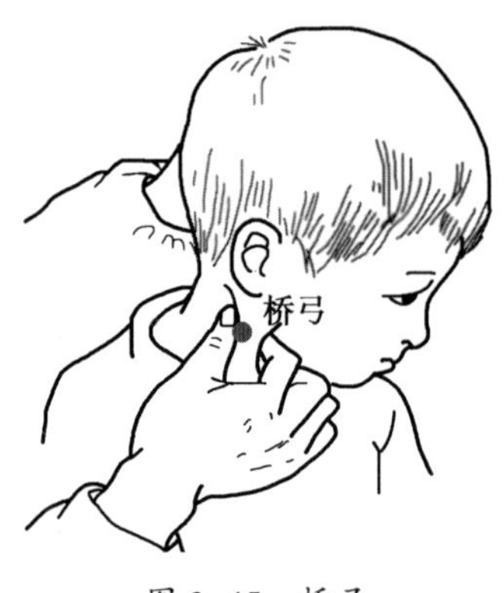

图 3–15　桥弓

操作：用拇指或食指、中指、无名指揉，称为揉桥弓；用拇指、食指提拿，称为提拿桥弓；用拇指抹，称为抹桥弓。

次数：揉 50 ~ 100 次，提拿 3 ~ 5 次，抹 3 ~ 5 次。

作用：舒筋活血，调和气血。

应用：调理肌性斜颈、惊风、癫痫、高血压等症。

 小结

1. 开天门、推坎宫、揉太阳、揉耳后高骨、拿风池五法均为调理外感表证常用推拿方法。前四法多用于疏风解表，常相互配合应用；拿风池主发汗，祛风寒。

2. 推揉囟门、按揉百会均能安神镇惊、通窍，后者兼有升阳举陷的作用。

3. 推拿承浆、牙关均能调理口眼歪斜，前者主调流涎，后者主调牙关紧闭。

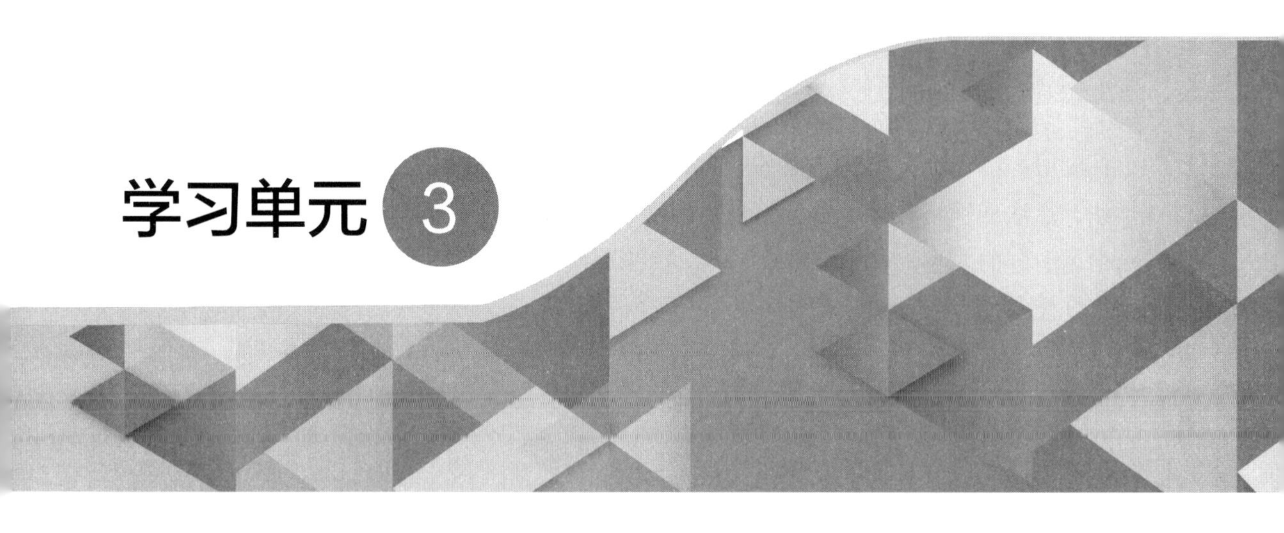

学习单元 3

常用胸腹部穴位

一、天突

位置：在胸骨切迹上缘凹陷正中处，属任脉。

操作：用中指指端按或揉，称为按天突或揉天突；用中指指端先按之，继而揉之，称为按揉天突，如图 3–16 所示；食指或中指指端微屈，向下用力点之，称为点天突；用双手拇指、食指捏挤天突，以皮下瘀血呈红紫色为度，称为捏挤天突。

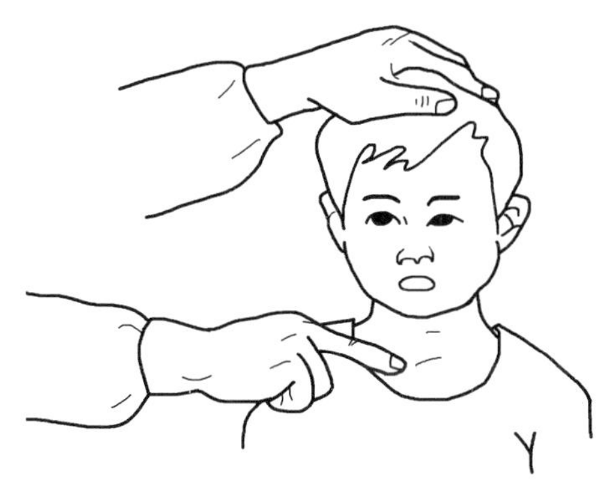

图 3–16　按揉天突

次数：按、揉或按揉约 30 次，点 3 ~ 5 次。

作用：理气化痰，降逆止呕，止咳平喘。

应用：由气机不利、痰涎壅盛或胃气上逆引起的痰喘、呕吐，用按法、揉法、按揉法、点法或捏挤法有效，若配合揉膻中、揉中脘、运八卦、清胃经等则效果更佳；由中暑引起的恶心、呕吐、头晕等症，捏挤本穴，配合捏挤大椎、推膻中、拿曲池等也有良效。

二、璇玑

位置：在天突下 1 寸、胸骨柄中央，属任脉。

操作：沿胸肋自上而下向左右两旁分推，称为开胸八道（简称开胸）；沿胸肋分推后，再自鸠尾处向脐上直推，最后摩腹部，称为开璇玑。

次数：开胸 3 ~ 5 次，开璇玑 50 ~ 100 次。

作用：宽胸，理气化痰，降逆止呕，消食止泻。

应用：开胸和开璇玑涉及胸腹部多个穴位，对于调理发热、气急、痰喘、胸闷、呕吐、厌食、腹泻等呼吸系统、消化系统病症均有良好效果。

三、膻中

位置：在胸骨上平第四肋间隙处，即两乳头连线中点，属任脉。

操作：用中指指端揉，称为揉膻中，如图 3–17 所示；用两拇指自本穴向两旁分推至乳头，称为分推膻中，如图 3–18 所示；用食指、中指自胸骨切迹向下推至剑突，称为推膻中。

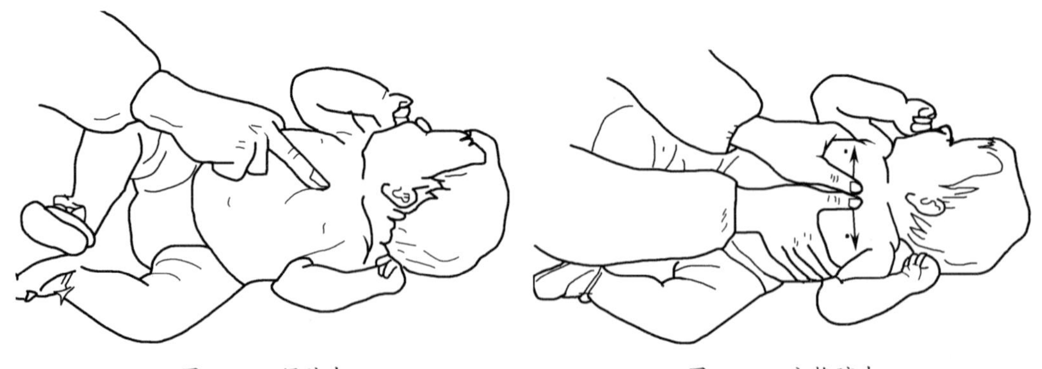

图 3–17　揉膻中　　图 3–18　分推膻中

次数：100 ~ 300 次。

作用：宽胸理气，宣肺止咳。

应用：膻中为气之会穴，居胸中，推或揉之，对各种原因引起的胸闷、吐逆、痰

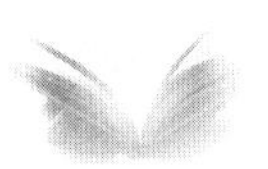

喘、咳嗽均有效。调理呕吐、呃逆、嗳气，常与运八卦、自横纹推向板门、分腹阴阳等合用；调理咳喘，常与推肺经、揉肺俞等合用；调理痰吐不利，常与揉天突、按弦走搓摩、揉丰隆等合用。

四、乳根

位置：第五肋间隙，乳头直下 0.2 寸，属足阳明胃经。

操作：用食指或中指指端揉，称为揉乳根。

次数：揉 50 ~ 100 次。

作用：止咳化痰，消食化滞。

应用：可调理胸闷、胸痛、咳喘等症，多与揉乳旁、推揉膻中等合用。

五、乳旁

位置：乳头外侧旁开 0.2 寸。

操作：用双手食指或中指指端揉之，称为揉乳旁；用双手食指、中指拿之，称为拿乳旁。

次数：揉 30 ~ 50 次，拿 3 ~ 5 次。

作用：理气，化痰，止咳。

应用：同时揉乳根、乳旁能加强理气、化痰、止咳的作用，具体手法是用中指和食指同时按在两穴上揉。本穴配合推揉膻中、揉肺俞、揉中府、揉云门，可有效调理由痰涎壅塞引起的肺不张。

六、胁肋

位置：从腋下两胁至天枢处。

操作：使小儿双手抬起，可放其头上，操作者双手手掌从小儿腋下两胁搓摩至天枢，称为搓摩胁肋，又称按弦走搓摩。

次数：100 ~ 300 次。

作用：顺气，化痰，除胸闷，消积聚。

应用：搓摩胁肋对调理小儿由于食积、痰涎壅盛、气逆而引起的胸闷、腹胀、气喘等有效。若肝脾肿大，则必须长期搓摩。对脾胃虚弱、中气下陷、肾不纳气者，慎用本法。

七、中脘（胃脘、太仓）

位置：脐上4寸，胸骨下端剑突至脐连线的中点，属任脉。

操作：用拇指、食指或中指指端或掌根按揉，称为揉中脘，如图3–19所示；用掌心或四指摩，称为摩中脘；自中脘向上直推至喉下或自喉往下推至中脘，称为推中脘，又称推胃脘。

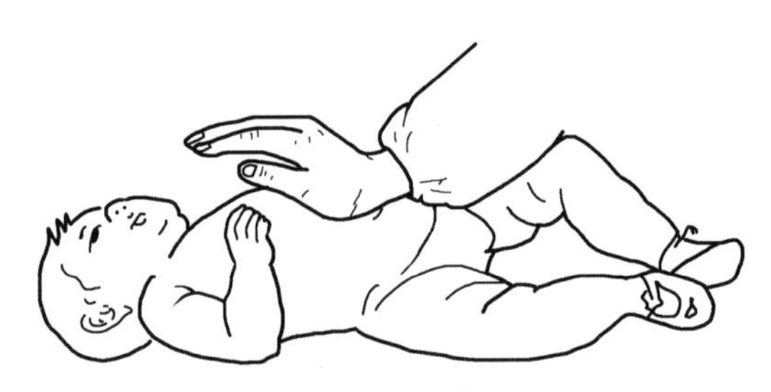

图3–19 揉中脘

次数：揉或推100～300次，摩5分钟。

作用：健脾和胃，消食和中。

应用：揉、摩中脘常用于调理泄泻、呕吐、腹胀、腹痛、食欲不振等症，多与按揉足三里、推脾经等合用；推中脘自上而下主调胃气上逆、嗳气呕恶，但自下而上有使小儿呕吐的可能性，因此较少应用。

八、腹

位置：腹部。

操作：双手拇指或食指、中指、无名指和小指并拢，各指螺纹面同时自中脘斜下分推至腹两旁，称为分推腹阴阳，如图3–20所示；用手掌或四指摩，称为摩腹，如图3–21所示，逆时针摩为补，顺时针摩为泻，往返摩为平补平泻。

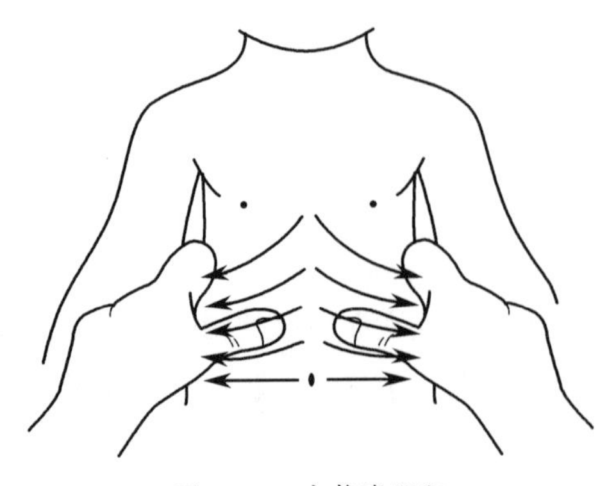

图3–20 分推腹阴阳

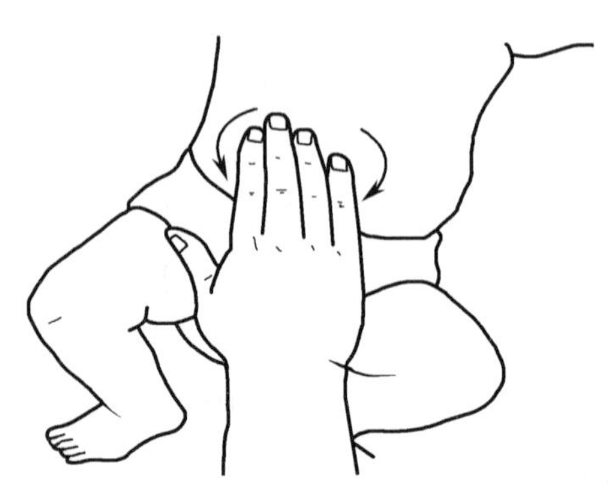

图3–21 摩腹

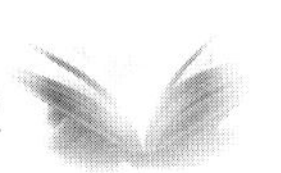

次数：分推100～300次，摩5分钟。

作用：消食化滞，降逆止呕，健脾止泻，通便。

应用：分推腹阴阳能消食理气且降气，可调理乳食停滞，以及胃气上逆引起的恶心、呕吐、腹胀等症，多与运八卦、推脾经、按揉足三里等合用；若调理小儿厌食，则多与清板门、运八卦、摩腹、捏脊等合用，但对脾虚泄泻者慎用。分推腹阴阳与按弦走搓摩均有理气降逆的作用，但分推腹阴阳主调理脾胃，而按弦走搓摩主疏泄肝胆。

摩腹能健脾和胃、理气消食。补法能健脾止泻，可调理脾虚、寒湿型腹泻；泻法能消食导滞通便，可调理便秘、腹胀、厌食、伤乳食泻等症，多与分推腹阴阳同用；平补平泻则能和胃，久摩有消乳食、强身体的作用，常与补脾经、按揉足三里、捏脊合用。

九、脐（脐中、神阙）

位置：在肚脐处，属任脉，又指脐周围腹部。

操作：用中指指端或掌根揉，称为揉脐，如图3–22所示；用食指、中指、无名指三指螺纹面或掌面摩，称为摩脐；用拇指和食指、中指抓住肚脐抖揉，称为拿脐，逆时针方向揉为补，顺时针方向揉为泻，往返揉为平补平泻；用拇指、食指捏挤脐四周，以皮下轻度瘀血为度，称为捏挤肚脐。

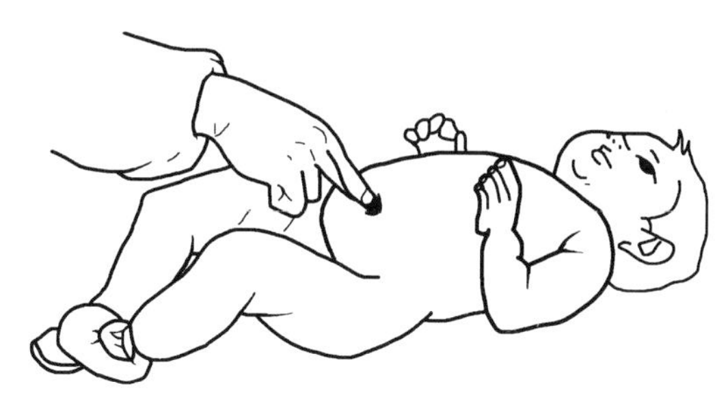

图3–22　揉脐

次数：100～300次。

作用：温阳散寒，补气益血，健脾和胃，消食导滞。

应用：此穴能补能泻。补之能温阳补虚，调理寒湿、脾虚、肾虚泄泻、慢性消化不良、慢性痢疾、气虚脱肛等；泻之能消能下，调理湿热型泄泻、痢疾、便秘以及实热型脱肛等；平补平泻则能和，多用于调理先天不足、后天失调的小儿，可调理寒湿凝聚、乳食停滞、伤乳食泻、厌食等症。通常揉脐、摩腹、推上七节骨、揉龟尾合用，调理效果较好。捏挤肚脐与天枢对调理腹泻、腹痛有效。

十、天枢

位置：脐旁2寸，左右各一，属足阳明胃经。

操作：用食指或中指揉之，称为揉天枢，如图3–23所示；用双手拇指、食指捏挤，以皮下轻度瘀血，称为捏挤天枢。

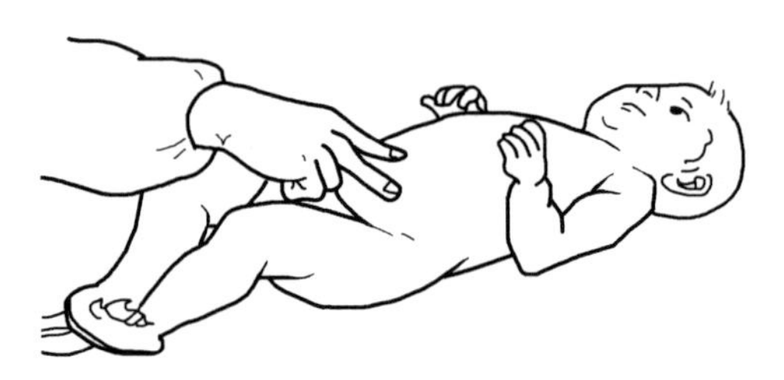

图3–23 揉天枢

次数：揉100 ~ 200次。

作用：理气消滞，疏调大肠。

应用：天枢为大肠的募穴，常用于调理急慢性胃肠炎、痢疾及消化功能紊乱引起的腹泻、呕吐、食积、腹胀、便秘等症，本穴多与神阙配合应用。如果需要同时操作天枢与脐，一般用中指按脐，用食指与无名指各按两侧天枢，三指同时揉动。如果需要缓解腹痛，则多与拿肚角合用，或先用针刺之后挤捏之。

十一、丹田

位置：在小腹部，脐下2.5寸。

操作：用掌摩之，称为摩丹田，如图3–24所示；用拇指螺纹面或其他四指揉之，称为揉丹田。

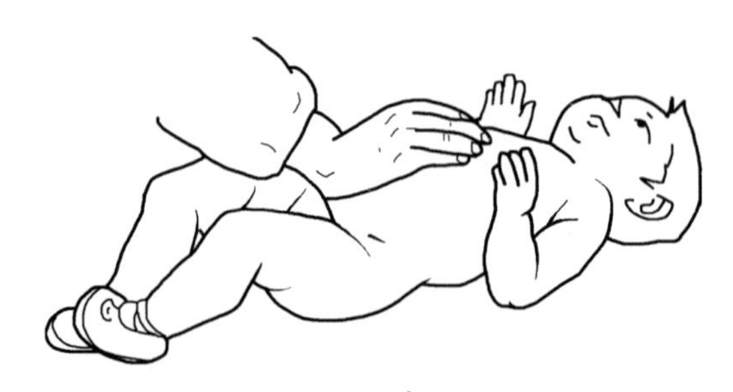

图3–24 摩丹田

次数：摩2 ~ 3分钟，揉100 ~ 300次。

作用：培肾固本，温补下元，泌别清浊。

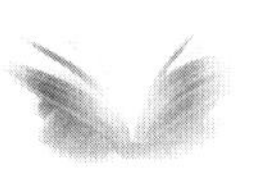

应用：本穴多用于调理泌尿、生殖系统疾病，如小儿先天不足、寒凝少腹，或调理腹痛、疝气、遗尿、脱肛等症，常与补肾经、推三关、揉外劳宫等合用。若用于调理遗尿，则多与补肾经、揉二人上马合用。若用于调理尿闭、小便赤，则多与清小肠、推箕门合用。

十二、气海

位置：脐下 1.5 寸，属任脉。

操作：用拇指或中指或掌根揉，称为揉气海；用拇指或中指指端点或按，称为点气海或按气海。

次数：揉 100 ~ 300 次，点、按各 3 ~ 5 次。

作用：散寒止痛，引痰下行。

应用：本穴为止各种腹痛的要穴，尤以止虚寒脐痛效果最佳。常用于调理肠痉挛、肠功能紊乱引起的腹痛，多与按揉大肠俞、足三里等合用；也可用于调理胸膈不利、痰涎壅滞，多与运八卦合用。

十三、关元

位置：脐下 3 寸，肚脐下缘和耻骨上缘连线的中点。

操作：用中指螺纹面或手掌按揉，称为按揉关元；若用艾条灸之，则称为灸关元。

次数：按 3 ~ 5 次；揉 100 ~ 300 次；用艾条灸 3 ~ 5 分钟，或以局部皮肤红润为度。

作用：培补元气，温肾壮阳。

应用：本穴为小肠的募穴，按揉本穴可调理虚寒性腹痛、腹泻、痢疾等症，多与补肾经、按揉足三里合用；还可调理遗尿，多与揉百会、揉肾俞、揉命门等合用。以上诸穴用艾条灸之，效果更佳。

十四、肚角

位置：脐下 2 寸，旁开 2 寸大筋处。

操作：用拇指、食指、中指三指向深处拿，称为拿肚角，如图 3–25 所示，一拿一松为一次；用中指指端或掌心按，称为按肚角。

次数：拿、按各 3 ~ 5 次。

作用：健脾和胃，理气消滞。

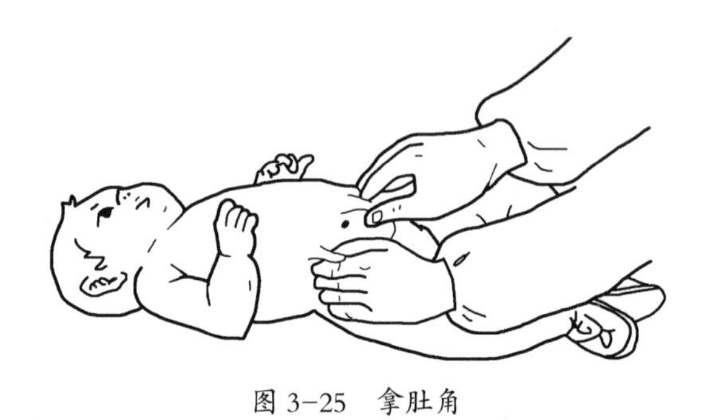

图 3-25　拿肚角

应用：拿、按肚角是止腹痛的要法，对各种原因引起的腹痛均有较好的调理效果，特别是对寒痛、伤食痛效果更好，若配合推拿一窝风能增强止痛效果。在本穴上采用拿法时刺激性较强，不可拿太长时间。为了防止小儿哭闹影响推拿，可在其他手法推毕，再拿此穴。

小结

1. 按揉天突、开璇玑、推揉膻中、开胸八道、揉乳根、揉乳旁、按弦走搓摩七法均能宽胸理气，调理上焦气机不利。前四法主降逆平喘、止咳化痰，多用于调理痰喘气急、咳嗽、呕吐等症；揉乳根、揉乳旁主止咳化痰；按弦走搓摩主疏肝消积、顺气化痰。

2. 揉中脘、摩腹、揉脐、分推腹阴阳、揉天枢、拿肚角六法均能健脾和胃、理气消食，为调理消化系统疾病所常用手法。揉中脘主要用于调理脾胃虚弱或缓解胃脘胀满、食积不化等症；摩腹、揉脐主要用于调理消化功能紊乱、腹泻、便秘等症；分推腹阴阳能和胃理气、降逆止呕；揉天枢、拿肚角主要止腹痛、除腹胀。

3. 揉丹田、揉气海、按揉关元都能温阳散寒、泌别清浊、调下焦虚寒，可用于调理消化系统疾病如腹痛、腹泻、便秘等，也可用于调理泌尿系统疾病如遗尿、尿闭以及脱肛等。

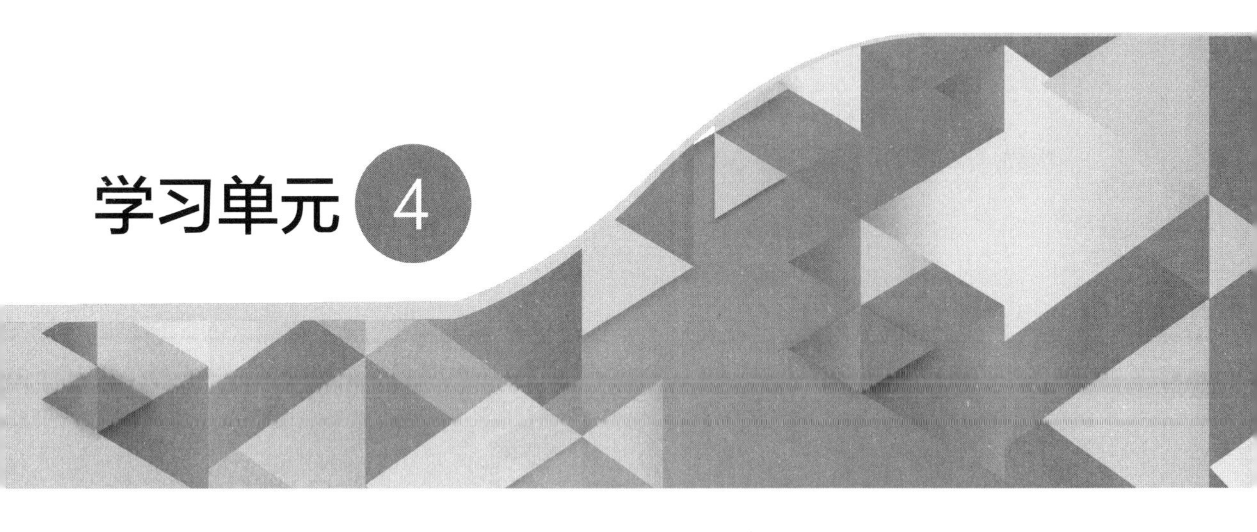

学习单元 4

常用腰背部穴位

一、大椎

位置：在第七颈椎与第一胸椎棘突之间，属督脉。

操作：用中指指端按或揉，称为按大椎或揉大椎，如图 3–26 所示；用双手拇指、食指将其周围的皮肤捏起，向中间挤去，称为捏挤大椎，以局部皮肤出痧为度；用屈曲的食指、中指蘸水，在大椎上提拧，称为拧大椎，以局部皮肤出痧为度。

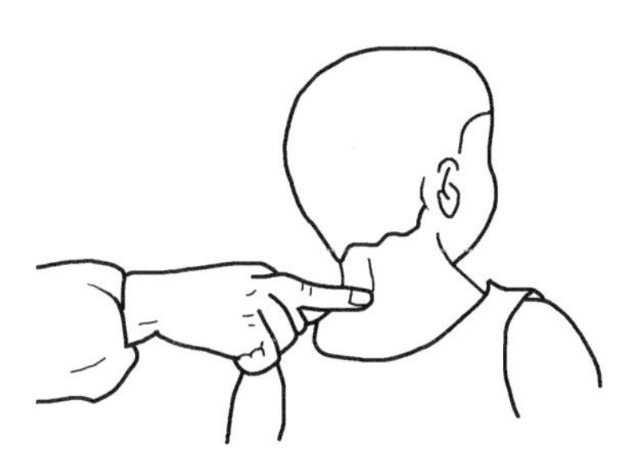

图 3–26　揉大椎

次数：按、揉 30 ~ 50 次。

作用：清热解表，通经活络。

应用：按、揉大椎主要用于调理感冒、发热、颈项强直等症，拧大椎对缓解百日咳有一定效果。

二、肩井（膊井）

位置：在大椎与肩峰连线的中点，肩部筋肉处，属足少阳胆经。

操作：用拇指与食指、中指对称用力提拿肩井，称为拿肩井，如图 3–27 所示；用按法，称为按肩井。

次数：拿 3 ~ 5 次，按 10 ~ 30 次。

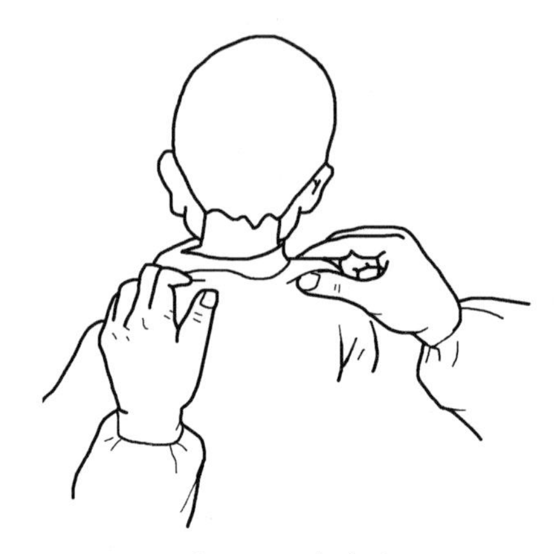

图 3-27　拿肩井

作用：解表发汗，通窍行气。

应用：拿、按肩井常与发汗四大手法（开天门、推坎宫、揉太阳、揉耳后高骨）相配合，多用于调理外感发热无汗、肩臂疼痛、颈项强直等症。本法为诸法推毕的结束动作，称为总收法。

三、风门

位置：第二胸椎棘突下（第二胸椎与第三胸椎之间），后正中线旁开 1.5 寸。

操作：用食指、中指指端揉，称为揉风门。

次数：20 ~ 30 次。

作用：解表通络。

应用：揉风门主要用于调理外感风寒、咳嗽气喘，多与清肺经、揉肺俞、推揉膻中等合用。揉风门也可用于调理骨蒸潮热、盗汗等症，多与揉二人上马、揉肾顶、分手阴阳等合用。揉风门还可用于调理腰背肌肉疼痛，多与拿委中、拿后承山、掐昆仑等合用。

四、肺俞

位置：第三胸椎棘突下，后正中线旁开 1.5 寸。

操作：用两拇指或食指、中指两指指端揉，称为揉肺俞；用两拇指分别自肩胛骨内缘从上向下推动，称为推肺俞或分推肩胛骨，如图 3-28 所示。

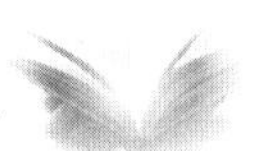

次数：揉50～100次，推100～200次。

作用：止咳化痰，益气补肺。

应用：揉肺俞、推肺俞多用于调理呼吸系统疾病。如果小儿久咳不愈，加推补脾经以培土生金，效果更好。

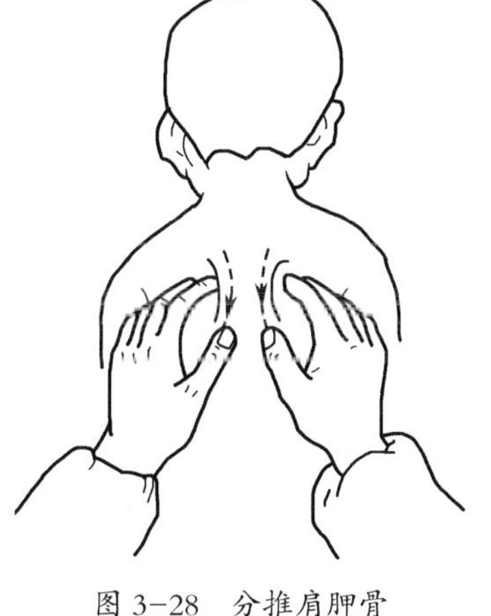
图3-28　分推肩胛骨

五、脾俞

位置：第十一胸椎棘突下，后正中线旁开1.5寸。

操作：用揉法，称为揉脾俞。

次数：50～100次。

作用：健脾和胃，消食祛湿。

应用：揉脾俞常用于调理脾胃虚弱、乳食内伤、消化不良，多与推脾经、按揉足三里等合用。

六、肾俞

位置：第二腰椎棘突下，后正中线旁开1.5寸。

操作：用揉法，称为揉肾俞。

次数：50～100次。

作用：滋阴壮阳，补益肾元。

应用：揉肾俞常用于调理肾虚腹泻、阴虚便秘等症，对下肢瘫痪者有保健作用，多与揉二人上马、补脾经、推三关等合用；还可用于调理肾虚气喘，多与揉肺俞、脾俞等合用。

七、腰俞

位置：在骶部，正对骶管裂孔，后正中线上。

操作：按或揉本穴，称为按腰俞或揉腰俞。

次数：15～30次。

作用：通经活络。

应用：按、揉腰俞能通经活络，多用于下肢瘫痪者的保健。

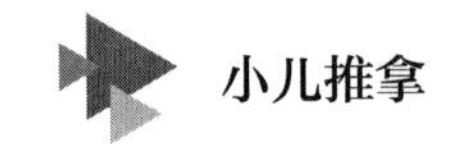

八、脊柱

位置：大椎至长强，成一直线。

操作：用食指、中指二指螺纹面自上而下进行直推，称为推脊，如图 3–29 所示；自下而上用捏法，称为捏脊，如图 3–30 所示；每捏三下将背脊提一下，称为捏三提一法。在捏前通常先在背部轻轻按摩几下，使肌肉放松。

次数：推 100 ~ 300 次，捏 3 ~ 5 遍。

作用：调阴阳，理气血，和脏腑，通经络，培元气。

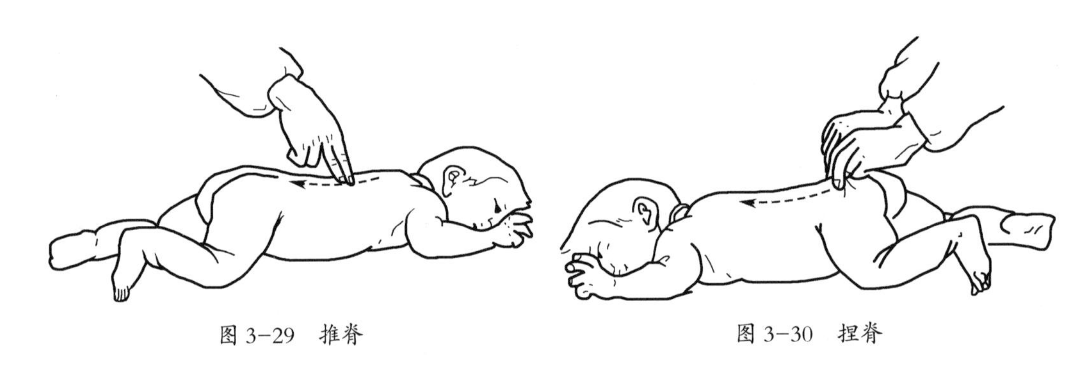

图 3–29　推脊　　图 3–30　捏脊

应用：脊柱属督脉，督脉贯脊属脑络肾，督率阳气，统摄真元。推脊自上而下能清热，多与清天河水、退六腑、推涌泉等合用，能调理腰背强痛、角弓反张、下焦阳气虚弱等症。捏脊可强健身体，多与补脾经、补肾经、推三关、摩腹、按揉足三里等合用，对调理先天和后天不足的一些慢性病症有一定效果。根据需要，在捏脊过程中可以捏膀胱经的有关腧穴，以取得更好的效果。

九、七节骨

位置：第四腰椎至尾椎骨端（长强穴），成一直线。

操作：用拇指桡侧或食指、中指两指螺纹面自下而上或自上而下进行直推，分别称为推上七节骨和推下七节骨。

次数：100 ~ 200 次。

作用：温阳止泻，泻热通便。

应用：推上七节骨能温阳止泻，常与按揉百会、揉丹田等合用，可调理气虚下陷引起的脱肛、遗尿等症，实热证不宜用本法，否则小儿易腹胀或出现其他变症；推下七节骨能泻热通便，多用于调理肠热便秘、痢疾等症，不可对虚寒腹泻者使用本法，防止滑泄。

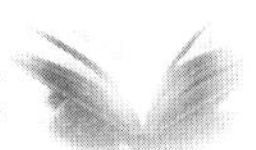

十、龟尾

位置：在尾椎骨端。

操作：用拇指或中指指端揉，称为揉龟尾，如图 3–31 所示。

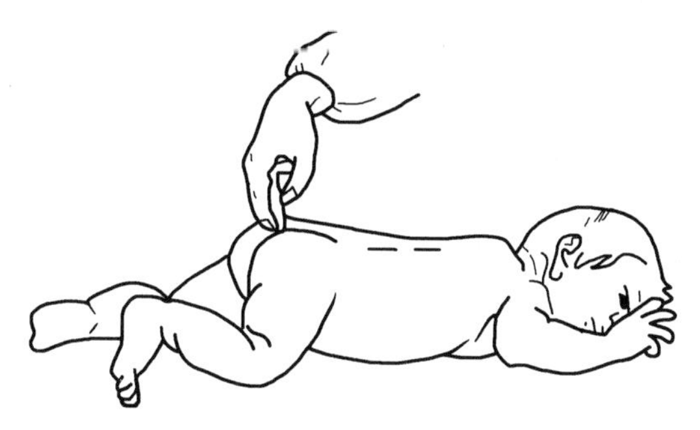

图 3–31　揉龟尾

次数：100 ~ 300 次。

作用：通调大肠。

应用：该穴性能平和，能止泻也能通便。揉龟尾能通调督脉之经气，多与揉脐、推上七节骨合用，以调理腹泻、便秘等症。

小结

1. 揉肺俞、脾俞、肾俞能调理肺、脾、肾本脏器及其相关疾病，能补其不足、泻其有余。

2. 推脊、揉大椎、揉风门均能清热，推脊清热作用较强，后两者以解表平喘为长。

3. 龟尾、七节骨是能双向调节大肠功能的穴位，可组成一组组合穴，进行互相配合推拿。

学习单元 5

常用上肢部穴位

一、脾经（脾土）

位置：在拇指桡侧自指尖至指根处。

操作：推脾经分为补脾经、清脾经、清补脾经三法。使小儿微屈拇指，自指尖推向指根，称为补脾经，如图 3-32 所示；使小儿拇指伸直，自指根推向指尖，称为清脾经；来回推为平补平泻，称为清补脾经。

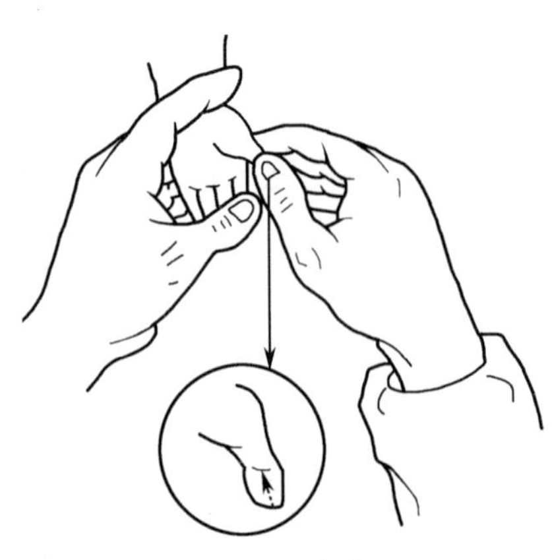

图 3-32　补脾经

次数：100～500 次。

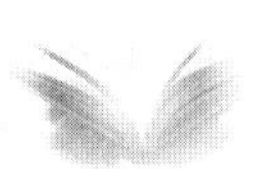

作用：健脾胃，补气血，清湿热，化痰涎，消食积。

应用：补法能健脾胃、补气血，用于调理因脾胃虚弱、气血不足而引起的食欲不振、肌肉消瘦、消化不良等症，多与推三关、捏脊、运八卦、推大肠等合用。清法能清热利湿、化痰涎，用于调理湿热蕴蒸、皮肤发黄、身热不扬、恶心呕吐、腹泻、痢疾等症，多与清天河水、清肺经、揉小天心、推箕门、推小肠等清热利尿法合用。清补法能和胃消食、增进食欲，用于调理饮食停滞以及脾胃不和引起的胃脘痞满、吞酸纳呆、腹泻、呕吐等症，多与运八卦、揉板门、分推腹阴阳等合用。对于湿热久而不退或外感发热兼湿者，可用清补法推 20 ~ 30 分钟，至微微出汗，效果较好。小儿脾胃薄弱，一般情况下，脾经多用补法，体壮邪实者方可用清法。小儿体虚、正气不足、患斑疹热病时推补本穴，可使瘾疹（荨麻疹）透出，但手法宜快、用力宜重，补中有泻。

二、肝经（肝木）

位置：在食指掌面末节。

操作：推肝经分为清肝经、补肝经。用推法自食指掌面末节指纹向指尖推，称为清肝经，如图 3–33 所示，又称平肝；反之为补，称为补肝经。

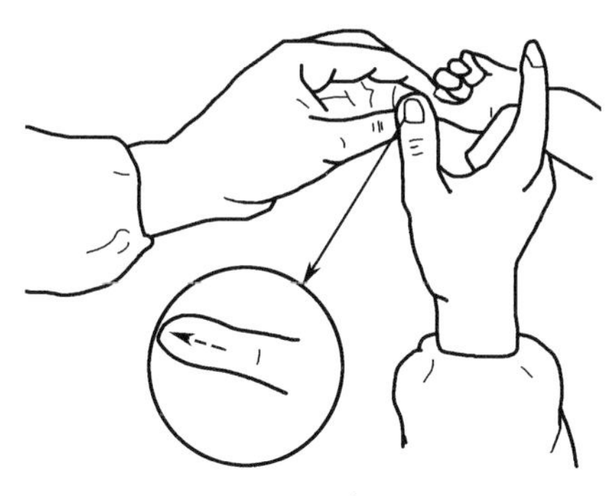

图 3–33　清肝经

次数：100 ~ 500 次。

作用：平肝泻火，解郁除烦，和气生血。

应用：清法用于调理惊风、抽搐、烦躁不安、五心烦热等症，多与清心经、掐揉小天心、补肾经、退六腑合用。肝经宜清不宜补，若肝虚应补时则补后加清或以补肾经代之（滋肾养肝法）。

三、心经（心火）

位置：在中指掌面末节。

操作：推心经分为清心经、补心经。用推法自中指掌面末节指纹向指尖推，称为清心经，如图 3-34 所示；反之为补，称为补心经。

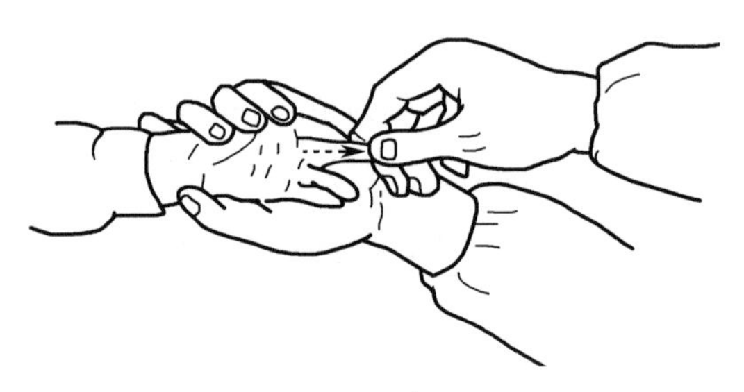

图 3-34 清心经

次数：100 ~ 500 次。

作用：清热退心火，补益心血，养心安神。

应用：清法用于调理心火旺盛引起的高热神昏、面赤口疮、小便短赤等症，多与退六腑、清天河水、清小肠合用。实际应用时可以用清天河水代替清心经。若用于调理气血虚弱、心烦不安、睡卧露睛等症，则以补心经为主，同时与补脾经、推三关、揉二人上马等合用。本穴宜用清法，不宜久用补法，需要补时可补后加清，避免动心火。

四、肺经（肺金）

位置：在无名指掌面末端。

操作：推肺经分为清肺经、补肺经。自无名指掌面末节指纹向指尖推，称为清肺经，如图 3-35 所示；反之为补，称为补肺经。

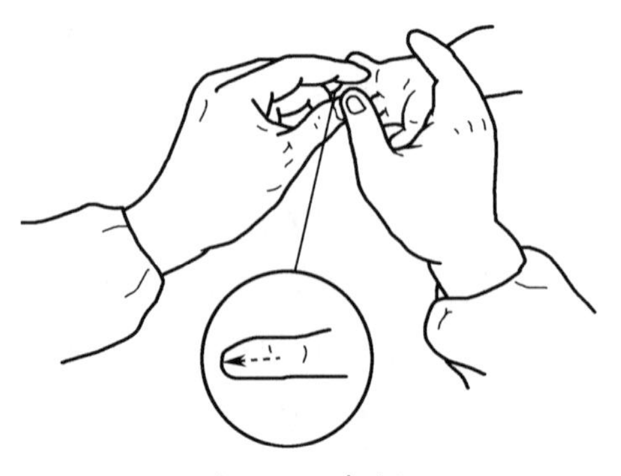

图 3-35 清肺经

次数：100 ~ 500 次。

作用：清肺泻热，止咳化痰，补益肺气。

应用：清法能清肺泻热、化痰止咳，可用于调理肺热痰喘、痰鸣等症，可与清天河水、退六腑、推揉膻中、运八卦等合用；补法能补益肺气，可用于调理肺气虚损、咳嗽、气喘、面白、自汗、畏寒等症，可与补脾经、推三关、揉二人上马等合用。

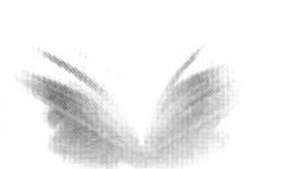

五、肾经（肾水）

位置：在小指掌面稍偏尺侧，自小指指尖直至掌根。

操作：推肾经分为补肾经、清肾经。自掌根推至小指尖为补法，称为补肾经；自指端向指根方向直推为清法，称为清肾经，如图 3–36 所示。

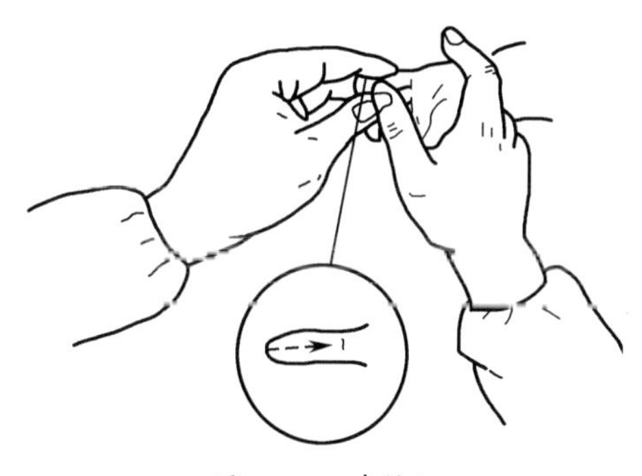
图 3–36　清肾经

次数：100 ~ 500 次。

作用：滋肾壮阳，强筋健骨，温养下元，清热利尿。

应用：补法能滋肾壮阳、强筋健骨，可用于调理先天不足、久病体虚、肾虚久泻、喘息等症，多与补脾经、揉二人上马、推三关等合用；清法能清利下焦湿热，可用于调理膀胱湿热、小便赤涩、腹泻等症，可与掐揉小天心、清小肠、推箕门合用。推脾经、推心经、推肝经、推肺经、推肾经统称推五经，专治五脏病变，应根据五脏虚实或用清法或用补法，灵活应用。

六、大肠

位置：在食指桡侧缘，由指尖至虎口，成一直线。

操作：推大肠分为补大肠、清大肠、清补大肠。用右手拇指桡侧面自食指指尖直推至虎口为补法，称为补大肠，又称侧推大肠，如图 3–37 所示；反之为清法，称为清大肠；来回推称为清补大肠。

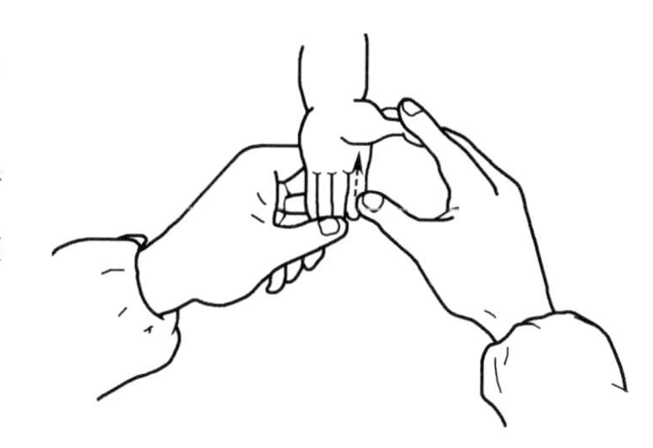
图 3–37　补大肠

次数：100 ~ 500 次。

作用：调理肠道，止寒热泻痢，退肝胆之火，通便。

应用：补法能调理肠道、止寒热泻痢，可用于调理寒热泄泻、痢疾、大便秘结、脱肛等症，多与补脾经、推三关、补肾经、分阴阳等合用。例如，调理痢疾，色红者配推肾经、清天河水，色白者配推三关。注意，小儿水泻严重时，宜利小便，不可推补本穴，否则止泻过急，往往使小儿呕吐。

清法能清热、除湿、导滞、退肝胆之火，可用于调理湿热滞留肠道、身热腹痛、

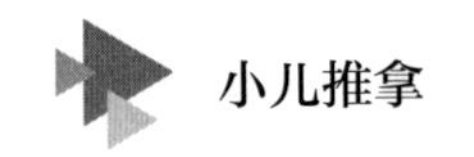

痢下赤白等症，多与清天河水、分阴阳、清脾经、清肺经等合用。对于急性痢疾发作里急后重者，应先用清肺经，待里急后重缓解或消除之后，再用清大肠手法。

清补法能调理肠道功能，可用于调理虚实相兼以及便秘、泄泻、腹胀、纳呆等症，多与运八卦、清补脾经等合用。

七、小肠

位置：在小指尺侧边缘，自指尖至指根。

操作：推小肠分为补小肠、清小肠。自指尖向指根直推为补法，称为推补小肠；反之为清法，称为清小肠。

次数：100 ~ 500 次。

作用：滋阴补虚，清热利尿，泌别清浊。

应用：本穴多用清法，主要用于缓解小便短赤不利或尿闭、泄泻等症。若心经有热，移热于小肠，以本法配清天河水，能起到清热利尿的作用。若阴虚水亏、小便短赤，可采用补法。

八、十宣（十王）

位置：在双手十指指尖，靠近指甲处。

操作：用拇指指甲依次掐之，称为掐十宣。

次数：3 ~ 5 次。

作用：清热，醒神，开窍。

应用：本穴主要用于急救，多与掐人中、掐少商、掐中冲等合用。

九、四横纹

位置：掌面，第二至第五指节第一指间关节横纹处。

操作：用拇指指甲依次掐之，继而揉之，称为掐揉四横纹；用拇指桡侧左右推之，称为推四横纹。

次数：掐 3 ~ 5 次，推 100 ~ 300 次。

作用：退脏腑之热，调和气血，消胀散结。

应用：掐揉本穴能退热除烦、散结，推本穴能调中行气、和气血、消胀。若用于调理胸闷痰喘，则多与运八卦、推肺经、推膻中等合用。若用于调理伤乳食、消化不

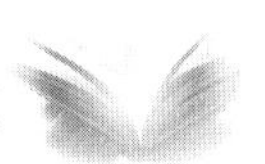

良、腹胀等症，则可与捏脊、推脾经、运板门合用。针对营养不良、泄泻、疳积等症，可用毫针或三棱针点刺本穴，再配合捏脊效果较好。

十、小横纹

位置：掌面，第二至第五指掌指关节横纹处。

操作：用拇指桡侧推之，称为推小横纹；用拇指指甲依次掐之，继而揉之，称为掐揉小横纹。

次数：推 100 ~ 500 次，掐 3 ~ 5 次。

作用：退热，消胀，散结。

应用：本穴主要用于调理腹胀及口唇破裂。对于脾虚腹胀者，兼补脾经；对于食积者，兼揉脐、清补脾经、运八卦；对于口唇破裂、口舌生疮者，兼清脾经、清胃经、清天河水。

十一、掌小横纹

位置：掌面，小指指根之下，尺侧掌纹头。

操作：用食指或中指揉之，称为揉掌小横纹，如图 3–38 所示。

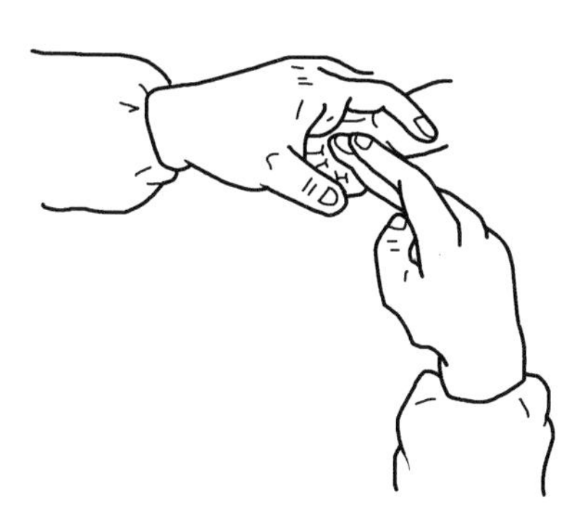

图 3–38　揉掌小横纹

次数：100 ~ 500 次。

作用：开胸散结，消郁热，化痰涎。

应用：本穴是调理口舌生疮、咳喘的效穴，针对小儿流涎过多有良效。小儿肝区疼痛时，揉之也有效果。

特别提示

四横纹、小横纹、掌小横纹均能退热、散结。四横纹善和气血、消食积，调体虚消化不良；小横纹善清脾胃之热、调中消胀，调痰气互结引起的腹胀、口唇破裂；掌小横纹善清心肺之郁热，调口舌生疮、咳喘等。

十二、肾顶

位置：小指掌面末端处。

操作：用中指或食指揉之，称为揉肾顶，如图 3–39 所示。

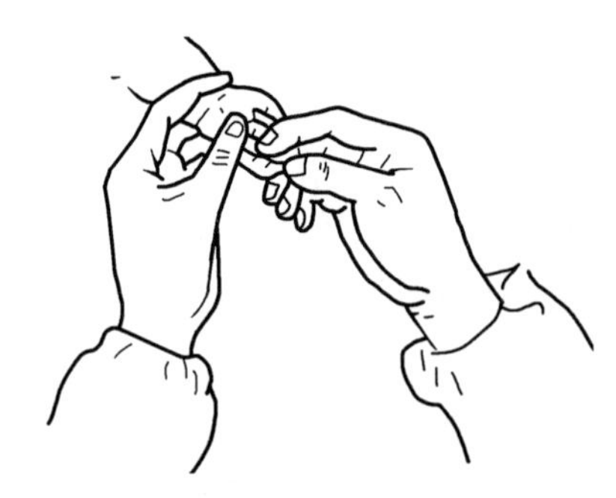

图 3–39　揉肾顶

次数：100 ~ 500 次。

作用：收敛元气，固表止汗。

应用：本穴为止汗要穴，对自汗、盗汗或大汗淋漓者有良效。阴虚盗汗配揉二人上马，阳虚自汗配补脾经。

十三、肾纹

位置：掌面，小指第二指间关节横纹处。

操作：用食指或中指揉之，称为揉肾纹。

次数：100 ~ 500 次。

作用：祛风明目，散结热。

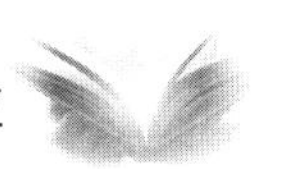

应用：本穴主要用于调理目赤肿痛，以及热毒内陷、瘀热不散引起的高热、呼吸气凉、四肢逆冷等症，多与揉小天心、退六腑、清天河水、分阴阳等合用。

十四、内劳宫

位置：掌心中，屈指时中指指尖所指处。

操作：用拇指指甲掐揉之，称为掐揉内劳宫；用中指指端做运法，称为运内劳宫。

次数：揉、运 100 ~ 300 次，掐 3 ~ 5 次。

作用：清热除烦，凉血熄风。

应用：本穴属心包络，为清热除烦的效穴，用于调理五心烦热、口舌生疮、便血等症，多与清天河水、清心经合用。若推拿时在内劳宫上滴一滴凉水，用口吹之，则清热力更强。

十五、小天心（鱼际交）

位置：在掌根、大小鱼际交接的凹陷处。

操作：用拇指指甲掐揉之，称为掐揉小天心；食指或中指屈曲，用指尖或指间关节捣之，称为捣小天心。

次数：100 ~ 500 次。

作用：清热，镇惊，利尿，明目。

应用：本穴性寒，为清心安神的要穴，可用于调理心经有热、惊风、夜寐不安等症。若心经热盛，移热于小肠而致口舌生疮、小便黄赤，则以掐揉为主，多与清天河水、揉二人上马、清小肠等合用。若惊风眼翻、斜视宜用捣法，眼上翻向下捣，右视左捣，左视右捣。此外，推拿本穴对新生儿硬皮症、黄疸、遗尿、水肿、疮疖、痘疹欲出不透等均有效。

本穴与内劳宫同属心包络，均能清心经之热、镇惊安神，但内劳宫清热力更强，小天心安神力更强且能利尿、透疹。

十六、八卦（内八方、内八卦）

位置：以手掌中心为圆心，以圆心至中指指根横纹的三分之二为半径，画一圆圈，八卦即在此圆圈上。离小天心最近的点为坎，离中指最近的点为离，在拇指侧离至坎半圆的中点为震，在小指侧离至坎半圆的中点为兑。还有四个方位：乾、艮、巽、坤。小儿手八卦图如图 3–40 所示。

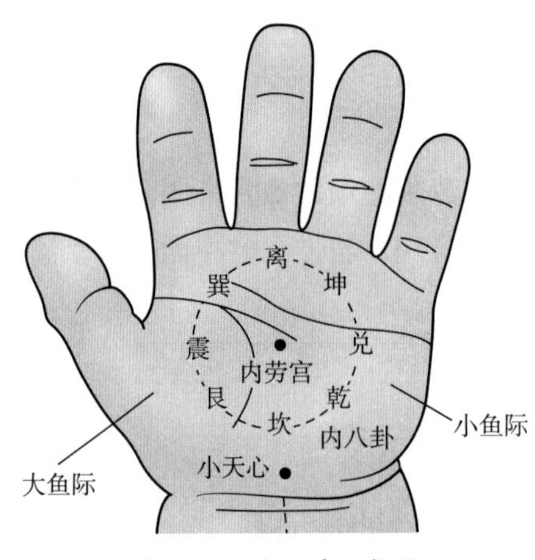

图 3–40　小儿手八卦图

操作：用拇指螺纹面自乾向坎经艮、震等运至兑，在运至离时轻轻带过，称为顺运八卦，又称运八卦或运内八卦；反之，称为逆运八卦。

分运八卦包括以下九种操作。一是乾震顺运，自乾经坎、艮掐运至震；二是巽兑顺运，自巽经离、坤掐运至兑；三是离乾顺运，自离经坤、兑掐运至乾；四是坤坎顺运，自坤经兑、乾掐运至坎；五是坎巽顺运，自坎经艮、震掐运至巽；六是巽坎逆运，自巽经震、艮掐运至坎；七是艮离顺运，自艮经震、巽掐运至离；八是水火既济，自坎至离、自离至坎来回推运；九是揉艮宫，在艮宫揉运。

次数：运 100 ~ 500 次，掐运 7 ~ 14 次，揉 100 ~ 200 次。

作用：宽胸理气，止咳化痰，行滞消食，降气平喘，止呕止泻，清热发汗，平衡阴阳。

应用：顺运八卦性平和，善开胸膈、除气闷胀满，可调理胸膈不利、伤乳食、胸闷、腹胀等症，多与推脾经、掐揉四横纹、运板门、推揉膻中、分推腹阴阳、按弦走搓摩等合用。若用于调理痰喘、咳嗽等症，多与揉膻中、推脾经、推肺经合用。

逆运八卦能降气平喘，可用于调理痰喘呕吐等症，多与推天柱骨、推膻中合用。

分运八卦多与顺运八卦或逆运八卦合用。乾震顺运能安魂；巽兑顺运能定魄；离乾顺运能止咳；坤坎顺运能清热；坎巽顺运能止泻；巽坎逆运能止呕；艮离顺运能发

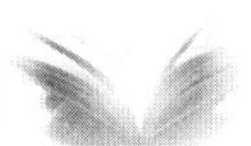

汗；水火既济能调济水火，平衡阴阳；揉艮宫能健脾消食。

十七、板门

位置：在手掌大鱼际平面处。

操作：用拇指或食指在大鱼际平面的中点上做揉法，称为揉板门，如图 3-41 所示；用右手拇指桡侧自拇指指根推向腕横纹，称为自板门推向横纹；用右手拇指桡侧自腕横纹推向拇指指根，称为自横纹推向板门。

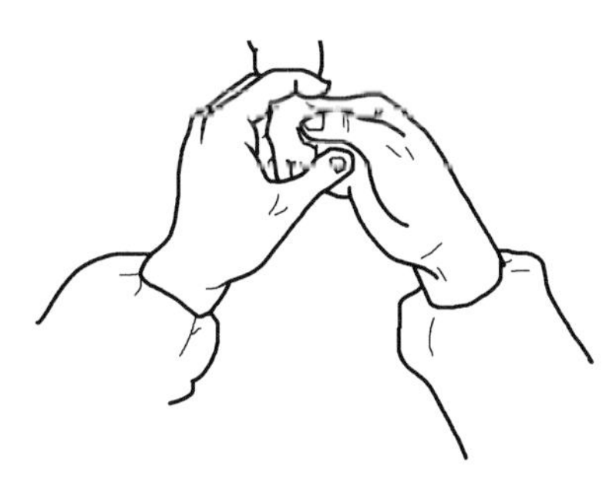

图 3-41　揉板门

次数：揉、推 100 ~ 300 次。

作用：健脾和胃，消食化滞，除腹胀，止呕吐。

应用：揉板门能健脾和胃、消食化滞、运达上下之气，可用于调理乳食停积、食欲不振、嗳气、腹胀、泄泻、呕吐等症。一般多与推脾经、运八卦、分推腹阴阳等合用，也可单用板门一穴调腹泻、呕吐等症，揉、推次数宜多。自板门推向横纹，专止泻，可用于调理脾阳不振、乳食停滞引起的泄泻，多与推大肠、推脾经等合用。自横纹推向板门，专止呕，可用于调理胃气受伤、失于和降，多与推脾经、分推腹阴阳、运八卦等合用。

十八、胃经（胃）

位置：拇指掌面第一节（也有在大鱼际桡侧赤白肉际之说）。

操作：用拇指或食指自掌根推向拇指指根，称为清胃经；在拇指掌面第一节旋推，称为补胃经。

次数：100 ~ 500 次。

作用：清脾胃湿热，消食积，降逆止呕。

应用：清胃经能清脾胃湿热、和胃降逆、泻胃火、除烦止渴，可用于调理胃火上亢引起的衄血等症，可独用本穴也可与其他穴位合用；补胃经能健脾胃、助运化，常与补脾经、揉中脘、摩腹等合用。

十九、阴阳

位置：掌根，小天心两侧，拇指侧为阳池，小指侧为阴池。

操作：用双手拇指螺纹面从小天心向两侧分推，称为分阴阳，如图 3-42 所示；用双手拇指从阴池、阳池向小天心合推，称为合阴阳。

次数：100～300 次。

作用：平衡阴阳，调和气血，消食积，行痰散结。

应用：分阴阳能平衡阴阳、调和气血、消食积，可用于调理阴阳不调、气血不和引起的寒热往来、烦躁不安、腹胀、泄泻等症，实热证阴池重分，虚寒证阳池重分。合阴阳专调化痰散结，用于调理痰结喘嗽、胸闷等症，多配合揉肾纹、清天河水等清热散结的手法。

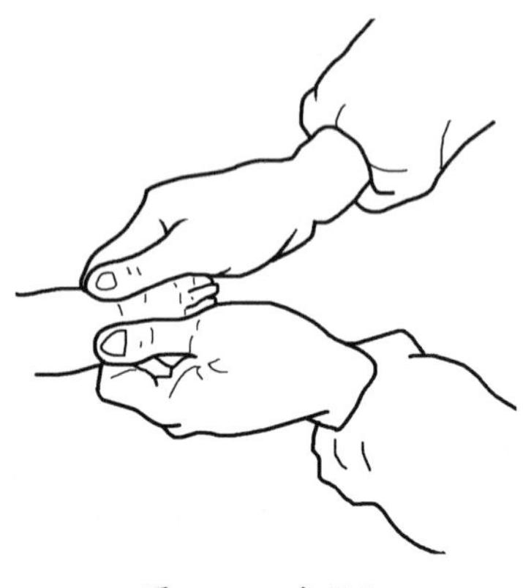

图 3-42　分阴阳

二十、总筋

位置：在手腕掌后横纹中点处。

操作：用拇指或中指按揉之，称为揉总筋；将拇指按在本穴上，用食指按手腕背部对合拿之，另一手握其四指（食指、中指、无名指、小指）摆动，称为拿总筋。

次数：揉 100～300 次，拿 3～5 次。

作用：清心热，退潮热，通调周身气机。

应用：用揉法操作宜快、宜稍用力，对退实热、潮热皆有效果。若小儿口舌生疮、潮热、夜啼，揉总筋配合清天河水能起到清热的作用。若小儿惊风、抽搐、烦热，拿总筋可起到镇惊安神的作用。

二十一、左端正

位置：中指桡侧，指甲根旁赤白肉际处。

操作：用拇指指甲掐之，继而揉之，称为掐揉左端正。

次数：掐 3～5 次，揉 50～100 次。

作用：止泻痢。

应用：本穴能升提中气、止泻痢，可用于调理水泻、痢疾等症，多与推脾经、推大肠合用。

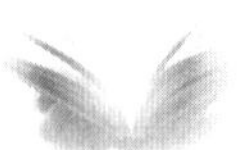

二十二、右端正

位置：中指尺侧，指甲根旁赤白肉际处。

操作：用拇指指甲掐之，继而揉之，称为掐揉右端正。

次数：掐 3 ~ 5 次，揉 50 ~ 100 次。

作用：止呕吐，降逆，止血。

应用：常用于调理胃气上逆引起的恶心、呕吐，多与运八卦、推脾经、自横纹推向板门等合用。本穴对止鼻血有良效，可用细绳由中指第三节横纹起扎至指端（不可过紧），扎好后宜使小儿静卧。

二十三、老龙

位置：中指指背靠近指甲根处。

操作：用拇指指甲掐之，继而揉之，称为掐揉老龙，如图 3–43 所示。

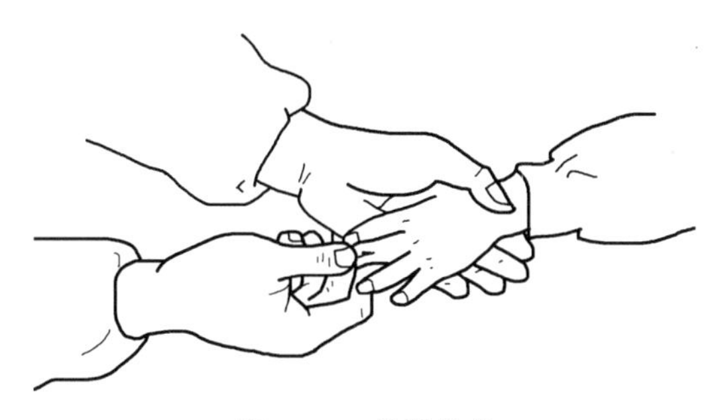

图 3–43　掐揉老龙

次数：掐 3 ~ 5 次。

作用：醒神开窍。

应用：本穴主要用于急救，若小儿急惊暴死或高热抽搐，掐知痛有声音则可操作。

二十四、拇腮

位置：拇指指背靠近指甲根处。

操作：用拇指掐之，继而揉之，称为掐揉拇腮。

次数：掐 3 ~ 5 次，揉 50 ~ 100 次。

作用：降逆止呕。

应用：常用于调理恶心、呕吐等症，多与推脾经、运八卦、推天柱骨等合用。

二十五、皮罢（肝记）

位置：拇指尺侧靠近指甲根处。

操作：用拇指指甲重掐之，继而揉之，称为掐揉皮罢。

次数：掐揉 3～5 次。

作用：降气平喘，醒神。

应用：本穴位用于调理哮喘要多掐重揉，且多与其他平喘理气穴位合用。

二十六、五指节

位置：掌背五指第一指间关节。

操作：用拇指指甲掐之，称为掐五指节；用拇指、食指揉之，称为揉五指节；用捻法、搓法，称为捻搓五指节。

次数：掐 3～5 次，揉、捻、搓 20～50 次。

作用：安神镇惊，祛痰，通窍。

应用：掐五指节能调理惊惕不安、惊风等症，多与清肝经、掐揉老龙等合用。揉五指节主要用于调理胸闷、痰喘、咳嗽等症，多与运八卦、推揉膻中等合用。捻搓五指节可缓解扭挫伤引起的关节肿痛、屈伸不利，经常搓捻五指节有利于小儿智力发育，可用于小儿保健。

二十七、二扇门

位置：手背中指指根两旁凹陷处。

操作：用双手拇指、食指或食指、中指掐揉之，称为掐揉二扇门，如图 3–44 所示。

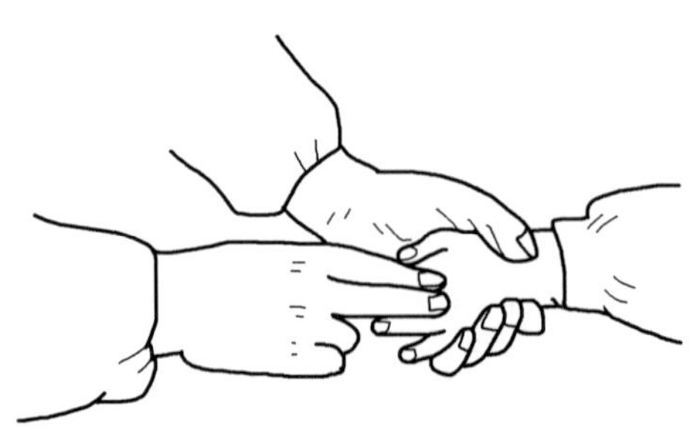

图 3–44　掐揉二扇门

次数：100～500 次。

作用：发热透表，退热平喘。

应用：二扇门为发汗效穴。如欲发汗，必先掐心经与内劳宫，再重揉太阳，然后掐揉此穴 200 ~ 400 次，至小儿头部及前后身微微出汗即可。本穴性温，散而不守，易伤阳耗气，故对体虚小儿取用本穴时，必先固表（补脾经、补肾经、揉肾顶），再用本法，操作时要稍用力，速度宜快。

二十八、外劳宫

位置：手背，中指与食指掌骨中间，与内劳宫相对。

操作：用拇指指甲或中指指尖掐揉之，称为掐揉外劳宫，如图 3–45 所示；用食指或中指揉之，称为揉外劳宫。

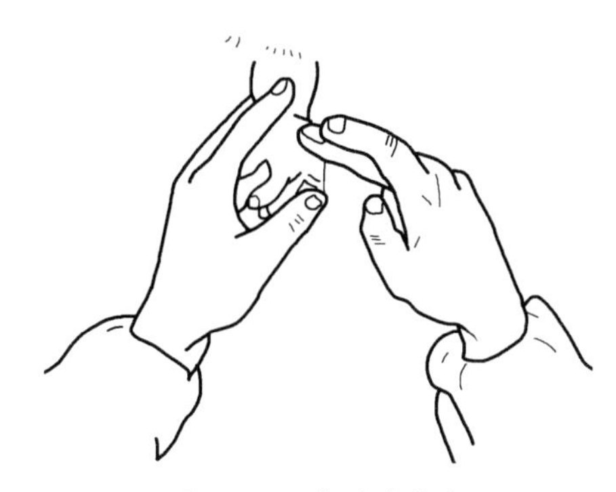

图 3–45 掐揉外劳宫

次数：100 ~ 500 次。

作用：温阳散寒，升阳举陷。

应用：本穴性寒，为温阳散寒、升阳举陷的佳穴，兼能发汗解表。掐揉法或揉法主要用于调理寒证，如外感风寒、鼻塞流涕以及脏腑积寒、完谷不化、肠鸣腹泻、寒痢腹痛、疝气等，配合补脾经、推三关、补肾经、揉丹田、揉二人上马等可调理脱肛、遗尿等症。

二十九、威灵

位置：外劳宫旁，第二、第三掌骨交缝处。

操作：用拇指指甲掐之，继而揉之，称为掐揉威灵，如图 3–46 所示。

次数：掐揉 5 ~ 10 次。

作用：开窍，醒神，镇惊。

应用：常用于调理惊风昏迷，有急救作用。

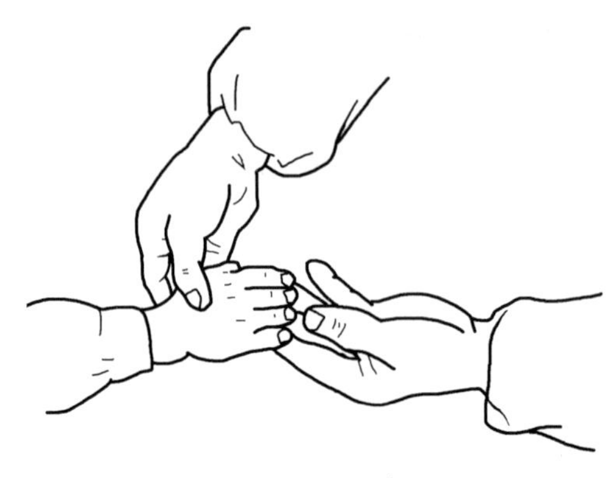

图 3-46　掐揉威灵

三十、精宁

位置：手背，第四、第五掌骨交缝处。

操作：用拇指指甲掐之或用中指揉之，称为掐精宁或揉精宁，如图 3-47 所示。

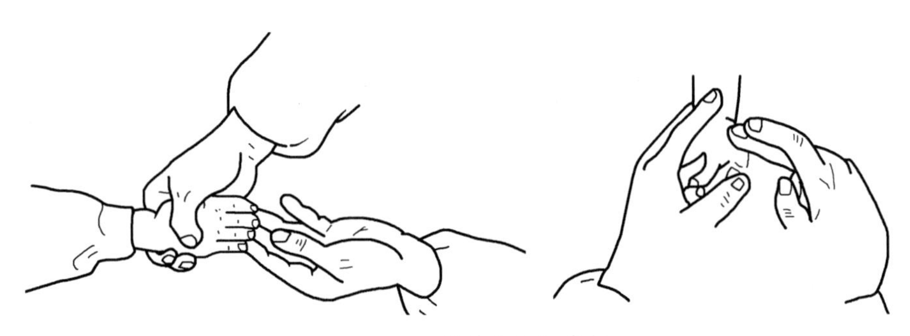

图 3-47　掐精宁和揉精宁

次数：掐 3～5 次，揉 100～500 次。

作用：行气，破结，化痰。

应用：本穴善消坚破积、克削气分，故虚者慎用。如必须应用时，多与补脾经、补肾经、推三关等补益手法同用，以免小儿元气受损。进行急救时，本穴多与威灵配用，能加强调理效果。

三十一、二人上马（二马、上马）

位置：手背，无名指、小指掌指关节后凹陷处。

操作：用拇指或中指揉之，称为揉二人上马。

次数：100～500 次。

作用：补肾滋阴，顺气散结，利水通淋。

应用：揉二人上马为补肾滋阴的主法，可用于调理阴虚阳亢、潮热烦躁、久病体虚、消化不良、牙痛、小便赤涩等症，可与其他补益穴合用。对于体质虚弱、肺部有干性啰音者，配掐揉小横纹；对于肺部有湿性啰音者，配揉掌小横纹，多揉有效。本穴也可采用掐法。

三十二、外八卦

位置：外劳宫周围，与内八卦相对。

操作：用拇指做顺八卦次序掐运，称为运外八卦。

次数：100 ~ 300 次。

作用：宽胸理气，通滞散结。

应用：运外八卦多与摩腹、推揉膻中等合用，可调理腹胀、便结、胸膈满闷等症。

三十三、一窝风

位置：在手背、腕横纹中央的凹陷处。

操作：用右手拇指或食指掐之，继而揉之，称为掐揉一窝风，如图 3–48 所示。

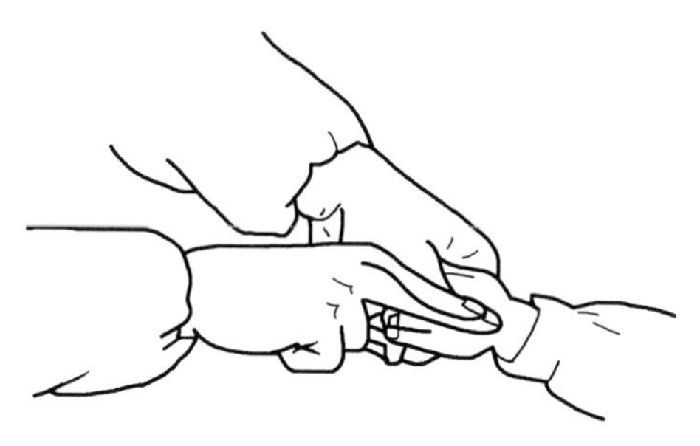

图 3–48　掐揉一窝风

次数：掐 3 ~ 5 次，揉 100 ~ 300 次。

作用：通经活络，宣通表里，温中行气，止痹痛，利关节。

应用：本穴的主要功效是止腹痛，可调理一切腹痛。本穴还能通络散寒，故对调理风湿性关节炎也有一定效果。

特别提示

推拿本穴与二扇门、外劳宫皆能温阳散寒，但掐揉一窝风不仅能缓解腹痛，还能驱经络之寒以止痹痛。外劳宫主要用于调理脏腑积寒与气虚下陷，二扇门主要用于调理外感风寒无汗。

三十四、膊阳池（支沟）

位置：前臂后侧，一窝风之下 3 寸处。

操作：用拇指指甲掐之，继而揉之，称为掐揉膊阳池；用拇指或中指指端做揉法，称为揉膊阳池。

次数：掐 3 ~ 5 次，揉 100 ~ 500 次。

作用：疏风，解表，通利二便。

应用：对于大便秘结者，掐、揉本穴有显著效果，但对大便滑泻或虚脱者禁用。调理感冒头痛、小便赤涩等症时，多将本穴与其他利尿、解表、止头痛的穴位合用。

三十五、三关

位置：前臂桡侧，腕横纹至肘横纹，成一直线。

操作：食指、中指并拢，自桡侧腕横纹起推至肘横纹处，称为推三关，如图 3-49 所示。

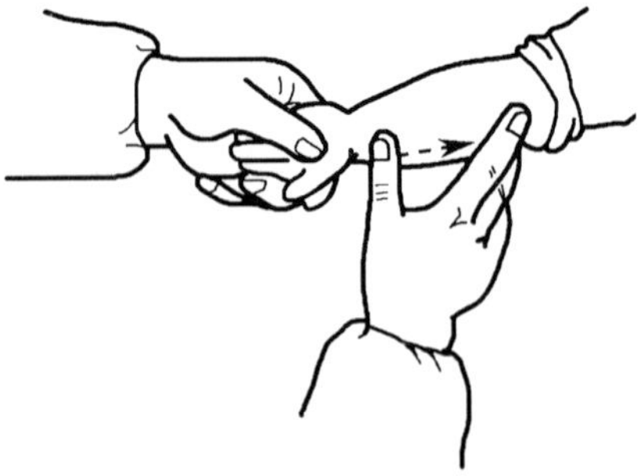

次数：100 ~ 500 次。

作用：温阳散寒，益气活血，熏蒸取汗。

应用：本穴性温，可用于调理气血虚弱、命门火衰、下元虚冷、阳气不足、四肢厥冷、面色无华、食欲不振、疳积、吐泻等症，常与补脾经、补肾经、揉二人上马、运八卦等合用。

图 3-49 推三关

此穴还可用于调理疹毒内陷、瘾疹不出、黄疸、阴疸、感冒恶寒等症，多与推脾经、清肺经、运八卦、掐二扇门等合用。注意，实证若用此穴，操作手法宜快而有力。

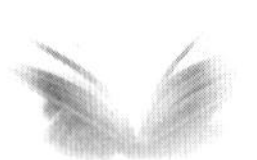

三十六、天河水

位置：在前臂内侧正中，自腕横纹至肘横纹，成一直线。

操作：用食指、中指螺纹面，自腕横纹起推至肘横纹，称为清天河水，如图 3-50 所示；用食指、中指螺纹面，自内劳宫起推至肘横纹，称为大推天河水；以凉水滴于大横纹上，用食指、中指螺纹面慢慢推至洪池，后以四指拍之，并用口吹气透之，称为引水上天河。

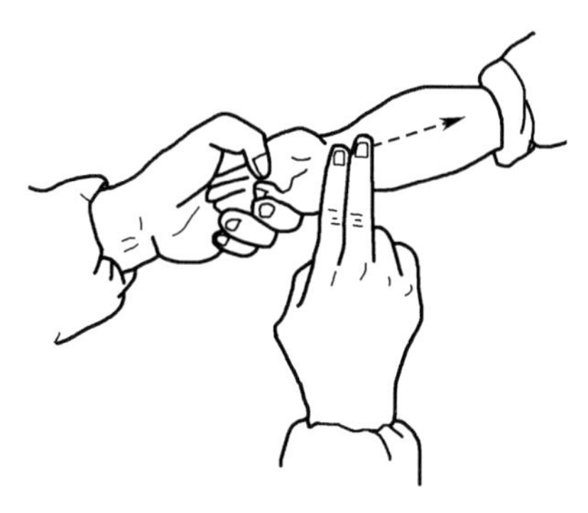

图 3-50 清天河水

次数：100 ~ 500 次。

作用：清热解表，泄心火，除烦躁。

应用：本穴性微凉，可用于调理感冒、发热、头痛、恶风、汗出、咽痛等症，常与发汗四大手法合用。清天河水较平和，清热而不伤阴分，善清心经热、阴虚发热等，可用于调理五心烦热、烦躁不安、惊风、口燥咽干、口舌生疮、弄舌、重舌等症。可单用，也可与清心经、清肝经等合用。注意，本穴应用的推拿手法不同，清热的作用也不同，大推天河水的清热作用大于清天河水，引水上天河的清热作用大于大推天河水。

三十七、六腑

位置：在前臂尺侧，自肘关节至掌根，成一直线。

操作：用食指、中指自肘关节推至掌根，称为退六腑，如图 3-51 所示。

次数：100 ~ 500 次。

作用：清热，凉血，解毒。

应用：本穴性寒大凉，专清热、凉血、解毒，对脏腑郁热积滞、壮热苔黄、口渴咽干、痄腮、肿毒等实热证均可用之。此外，退六腑与补肺经合用，止汗效果较好。

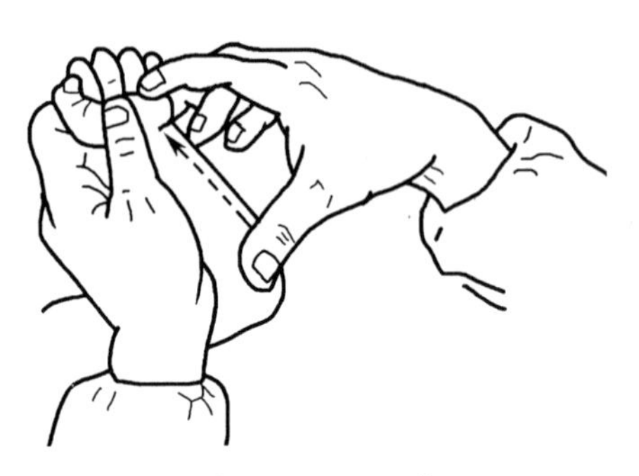

图 3-51　退六腑

特别提示

本穴与三关皆为大凉大热要穴。若小儿体温不足，则需要补元气，温煦阳气可推三关；若小儿高热烦渴，可退六腑。应用时应能平衡阴阳，防止大凉大热伤小儿正气。若寒热夹杂以热为主，则以退六腑 3 次、推三关 1 次的比例推之；若寒热夹杂以寒为主，则以推三关 3 次、退六腑 1 次的比例推之。推数相等有调和之意。

三十八、洪池

位置：肘关节内侧，肘横纹中点。

操作：将一只手的拇指按在本穴上，用另一只手拿小儿四指（除拇指外）摇之，称为按摇洪池。

次数：5 ~ 10 次。

作用：调和气血，通调经络。

应用：主要用于调理关节疼痛，多与按、揉、拿邻近穴位合用。

三十九、肘尖

位置：在肘关节、鹰嘴突出处。

操作：用左手托小儿肘尖，用右手拇指、食指插入虎口，弯曲小儿的手臂上下摇之，称为摇肘尖。

次数：20 ~ 30 次。

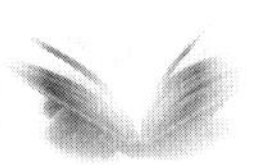

作用：通经活血，顺气生血，化痰。

应用：本穴多与其他穴位配合使用，一般不单用。

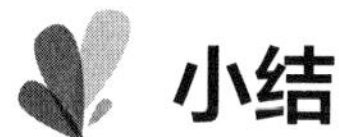

小结

1. 脾经、肝经、心经、肺经、肾经、胃经、大肠和小肠诸穴主要用于调理本脏、本腑的病症，用补法能补其不足，用清法能泻其有余。但肝经、心经两穴宜清不宜补，若补则必须补后加清。而脾经、肾经两穴用补法居多，清法宜少用。

2. 掐揉二扇门、清天河水、揉外劳宫、掐揉一窝风和推三关均能解肌发表，调理外感病。掐揉二扇门发汗力强，宜用于邪实体壮者。清天河水主要用于调理外感风热。后三法兼能温阳散寒，主要用于外感风寒。其中，推三关又能补益气血，揉外劳宫又能散脏腑积寒和升阳举陷，掐揉一窝风又能缓解腹痛。

3. 清天河水、退六腑、掐揉小天心、掐揉内劳宫、运内劳宫、揉二人上马和分阴阳均能清热。清天河水主清卫分气分之热。退六腑主清营分血分之热。运内劳宫、揉二人上马主清虚烦内热。揉内劳宫、揉小天心主清心经有热，且后者兼有利尿、镇惊的作用。分阴阳能调和气血，主要用于调理寒热往来、气血不和。

4. 揉板门、推板门、掐揉左右端正、运外八卦和运内八卦均能健脾和中、助运消滞。揉板门主消食化滞。自板门推向横纹、掐揉左端正主调腹泻。自横纹推向板门、掐揉右端正主调呕吐。运外八卦、运内八卦既能宽胸理气，又能止咳化痰。

5. 掐揉四横纹、推小横纹、揉掌小横纹、揉总筋均能清热散结。掐揉四横纹主和气血、消食积，主调疳症积滞。推小横纹主清脾胃热结、调中消胀，主调腹胀、口唇破裂。揉掌小横纹主清心肺热结，主调口舌生疮、痰热咳喘。揉总筋兼通调气机，清心止痉。

学习单元 6

常用下肢部穴位

一、箕门

位置：大腿内侧，膝盖上缘至腹股沟，成一直线。

操作：用食指、中指自膝盖内侧上缘至腹股沟做直推法，称为推箕门。

次数：100～300次。

作用：利尿，清热。

应用：推箕门性平和，有较好的利尿作用。可调理尿潴留，多与揉丹田、按揉三阴交合用；可调理心经有热的小便赤涩不利，多与清小肠合用；可调理水泻无尿，自膝向上推，有利小便、实大便的作用。

二、百虫（血海）

位置：膝上内侧肌肉丰厚处。

操作：用拇指和食指、中指对称提拿，称为拿百虫；用拇指指端按揉，称为按揉百虫。

次数：拿3～5次，按揉10～20次。

作用：通经活络，平肝熄风。

应用：按揉、拿百虫能通经络、止抽搐，多用于下肢瘫痪者的保健，可调理痹痛

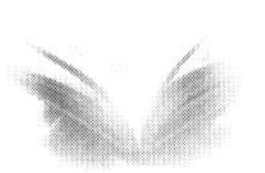

等症，常与拿委中、按揉足三里等合用。若用于调理惊风抽搐，则手法刺激宜强些。

三、膝眼（鬼眼）

位置：膝盖两旁的凹陷处。

操作：用拇指、食指分别在两侧膝眼上按揉，称为按揉膝眼。

次数：按 10 ~ 20 次，揉 50 ~ 100 次。

作用：通经活络。

应用：按揉膝眼能熄风止搐，可调理风寒引起的膝痛及膝关节的扭挫伤，配合拿委中可调理小儿麻痹症引起的下肢痿软无力。

四、足三里

位置：外侧膝眼下 3 寸，胫骨外侧约 1 横指处。

操作：用拇指指端按揉，称为按揉足三里。

次数：20 ~ 30 次。

作用：健脾和胃，强壮身体。

应用：足三里属足阳明胃经，多用于调理消化系统疾病。与推天柱骨、分推腹阴阳配合可缓解呕吐，与推上七节骨、补大肠配合可调理脾虚腹泻，与捏脊、摩腹配合可用于小儿保健。

五、前承山（中臁、子母、条口）

位置：前腿胫骨旁，与后承山相对。

操作：掐或揉本穴，称为掐前承山或揉前承山。

次数：掐 5 次，揉 30 次。

作用：熄风定惊，行气通络。

应用：掐或揉本穴主调抽搐，与拿委中、按揉百虫、掐解溪等合用可调理角弓反张、下肢抽搐。揉前承山还能通经络、活气血、纠正畸形，与揉解溪配合，常用于调理小儿麻痹、肌肉萎缩、足下垂等症。

六、止痢

位置：下肢内侧，阴陵泉与三阴交连线中点。

操作：用掐法、揉法均可。

次数：掐 5～10 次，揉 100～300 次。

作用：止泻痢。

应用：本穴专用于调理赤白痢疾、腹痛、腹泻。与清脾经、推下七节骨合用，可调理热性痢疾；若小儿久痢体虚，则需要与补脾经、揉足三里合用。

七、三阴交

位置：小腿内侧，内踝尖上 3 寸，胫骨内侧缘后际。

操作：用拇指或中指指端按而揉之，称为按揉三阴交，如图 3–52 所示。

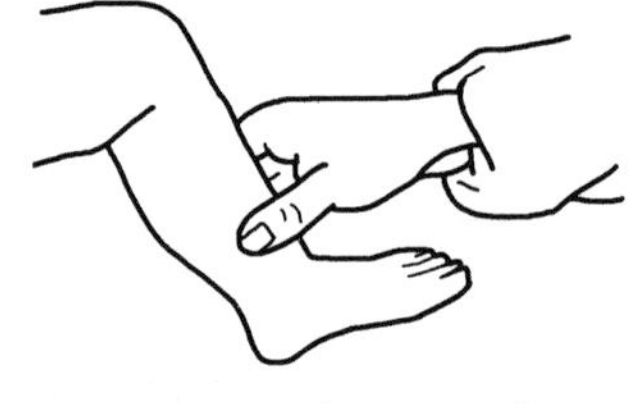
图 3–52 按揉三阴交

次数：按 3～5 次，揉 20～30 次。

作用：通经脉，活血络，健脾胃，助运化，清利下焦湿热。

应用：按揉三阴交主要用于调理泌尿系统疾病，如遗尿、癃闭等，常与揉丹田、推箕门等合用，也常用于下肢痹痛者、瘫痪者的保健。

八、解溪

位置：踝关节前横纹中点，两筋之间的凹陷处。

操作：用拇指指甲掐或指端揉，称为掐解溪或揉解溪。

次数：掐 3～5 次，揉 20 次左右。

作用：解痉，止吐泻。

应用：本穴主要用掐法，对调理惊风、吐泻及踝关节功能障碍有效。

九、大敦

位置：足大趾外侧，甲根与趾关节之间。

操作：用拇指指甲掐之，称为掐大敦。

次数：5～10 次。

作用：解痉熄风。

应用：本穴主要应用掐法，对调理惊风、四肢抽搐有效，常与十宣、老龙等穴合用。

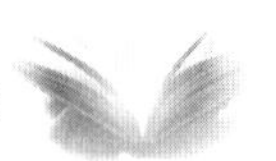

十、丰隆

位置：小腿外侧，外踝尖上 8 寸，胫骨前肌的外缘。

操作：用拇指或中指指端揉之，称为揉丰隆。

次数：20 ~ 40 次。

作用：化痰平喘。

应用：揉丰隆主要用于调理痰涎壅盛、咳嗽气喘等症，常与揉膻中、运八卦等合用。

十一、委中

位置：腘窝中央，两大筋间。

操作：用食指、中指指端拿之，称为拿委中；用食指、中指按住两侧腘窝，向中间捏之，称为捏委中。

次数：5 次。

作用：疏通经络，熄风止痉。

应用：拿委中能止抽搐，与揉膝眼配合可调理下肢萎软无力。本穴还可应用捏挤法，以捏挤至出痧为度，可调理中暑、痧症等。

十二、后承山（鱼肚）

位置：腓肠肌肌腹下凹陷处。

操作：用拿法称为拿后承山。

次数：5 次。

作用：通经活络，熄风止痉。

应用：拿后承山常与拿委中等合用，以调理惊风抽搐、下肢痿软、腿痛转筋等症。

十三、仆参

位置：足部外侧，外踝下凹陷处。

操作：用拿法称为拿仆参。

次数：5 次。

作用：益肾健骨，舒筋活络，安神定志。

应用：仆参属膀胱经穴位，拿之能益肾、舒筋。拿仆参与拿委中合用，可调理腰痛；与拿后承山合用，可调理霍乱转筋、足痿不收。另外，拿仆参对调理癫狂病、晕厥也有效。本穴还可用掐法，掐仆参可用于调理近端疾病，如踝关节炎、足底筋膜炎、踝关节扭伤等下肢疾病。

十四、昆仑

位置：外踝后外侧，外踝尖与跟腱之间的凹陷处。

操作：用掐法称为掐昆仑。

次数：5 次。

作用：解肌通络，强腰补肾。

应用：掐昆仑可调理头痛、惊风，与拿委中合用还可调理腰痛，与拿仆参合用还可调理足内翻、足跟痛。

十五、涌泉

位置：足掌心前三分之一处。

操作：用两拇指螺纹面轮流自足根推向足尖，称为推涌泉；用拇指指端按在穴位上揉，称为揉涌泉。

次数：推 100 ~ 400 次，揉 30 次左右。

作用：滋阴，退热。

应用：推涌泉能引火归元、退虚热，常与揉二人上马、运内劳宫等合用，可调理烦躁不安、夜啼等症；若与退六腑、清天河水合用，可调理实热证。揉涌泉能调吐泻，左揉止吐，右揉止泻。

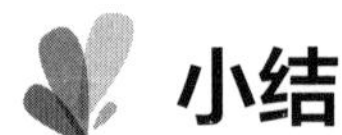

小结

1. 推拿百虫、后承山、前承山、解溪、委中、仆参诸穴均能调理惊风抽搐和下肢转筋，也能调理下肢痿痹。

2. 推拿箕门、三阴交两穴能调理尿闭、小便不利等泌尿系统疾病。

3. 足三里是调理消化系统疾病的主穴。

4. 推拿丰隆能化痰湿、止咳平喘。

5. 推涌泉属釜底抽薪之法，不仅能退实热也能除虚热。

培训任务 4

小儿常见病症的推拿调理

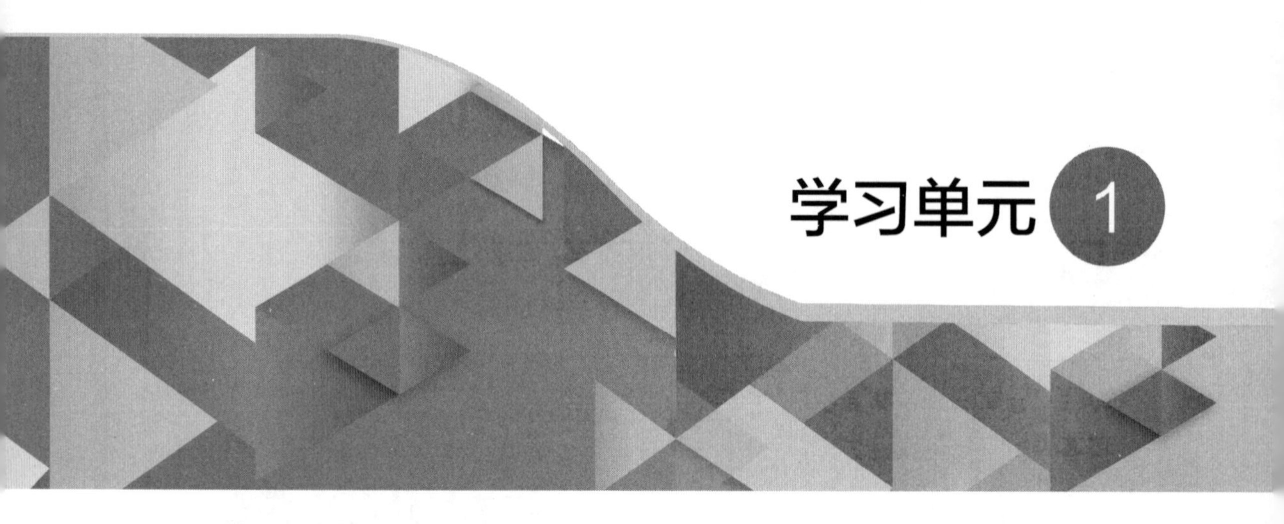

肺系病症

肺居于胸中，在五脏中位置最高，与大肠相连属、互为表里。肺的质地柔嫩清虚，被称为“相傅之官”。肺主气，司呼吸；朝百脉，主治节；主宣发与肃降。肺开窍于鼻，肺气上出于咽喉，外与皮毛相合，外界的任何气候变化大多由肺首先感知，故肺特别容易受气候变化影响。因此，肺被称为清虚之脏或娇脏，中医理论认为其不能耐受寒热。

一、发热

发热是指体温异常升高。小儿为纯阳之体，较易发热，且小儿发热多易转为急症，常伴惊风、抽搐，甚至危及生命。中医理论根据发病原因，将发热分为外感、内伤两类。下面主要介绍推拿调理效果明显的外感发热、阴虚发热、脾胃积热。

1. 病因病机

（1）外感发热。小儿形体未充，脏腑娇嫩，卫外功能较差且寒温不能自调，若气候突变，寒暖失常，小儿易被风邪及时气侵入。肺为娇脏，易为所犯，且肺合皮毛，主一身之表，开窍于鼻，上系咽喉，若风邪犯肺，失于宣肃，卫阳被遏，则邪正交争而发热。

（2）阴虚发热。小儿素体阴虚，热病经久不愈或服用温燥药过多而致阴血亏损，

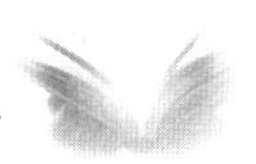

阴亏则相对阳亢，以致虚热内生。

（3）脾胃积热。小儿乳食宿久，停滞不消，脾胃积热，蕴生内热。

2. 推拿调理

（1）外感发热

主证：发热重，恶风，有汗或微汗出，头痛，鼻塞，流浓涕，喷嚏，咽喉红肿疼痛，口干而渴，苔薄黄，脉浮数。

治则：疏风解表，清热宣肺。

推拿方法：清天河水、清肺经清热宣肺；揉总筋清热除烦；清大肠、退六腑清热解毒；拿风池、拿肩井、摇肘尖疏风解表；清板门利咽化痰；推三关与退六腑平衡阴阳。

（2）阴虚发热

主证：午后或夜间潮热，手足心发热，两颧发红，心烦盗汗，少眠，形瘦，口干唇燥，食欲减退，大便干，小便黄，舌质红或有裂纹，无苔或苔少，脉细数。

治则：滋阴清热。

推拿方法：分阴阳、清心经清热除烦；补脾经、揉足三里健脾和胃，增进食欲；补肺经、揉二人上马滋肾养肺；清天河水、水底捞明月清虚热；揉肾顶固津止汗；推涌泉引热下行，退虚热。

（3）脾胃积热

主证：发热腹胀，腹痛拒按，嗳腐吞酸，恶心呕吐，口渴引饮，纳呆便秘，舌苔黄腻，脉弦滑数。

治则：导滞清热。

推拿方法：清胃经、推脾经、摩腹清中焦湿热，和胃降逆，泻胃火，助健运；运八卦、推五经行滞消食；清大肠、揉天枢、退六腑、推下七节骨通便清热，消积导滞；退六腑、水底捞明月清热凉血，宁心除烦。

二、咳嗽

外感、内伤所导致的肺失清肃而壅遏不宣者，皆可发生咳嗽，多见于 3 周岁以下的婴幼儿。咳谓无痰而有声，嗽谓无声而有痰，虽然咳与嗽在含义上是不同的，但两者并见居多，故通称咳嗽。

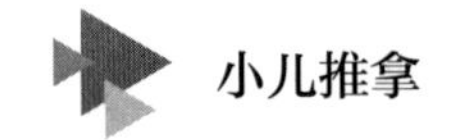

1. 病因病机

（1）外感咳嗽。外感咳嗽包括风寒咳嗽和风热咳嗽，多因人体卫外机能不固，在寒冷季节或气候突变时风、寒等外邪侵袭而致。若卫外机能不固，六淫之邪从口鼻或皮毛而入，侵袭人体并内犯肺脏，使肺失宣降，以致肺气郁闭不宣，其气上逆而发为咳嗽。

（2）内伤咳嗽。多由于外感咳嗽久治不愈或失治转变所致，或由于肺脏虚弱、脾肾有病累及肺脏所致。久咳伤阴，肺失濡润则肺气上逆而咳嗽少痰，肺气不足则气短而咳，即阴虚咳嗽。脾为生痰之源，肺为贮痰之器，若肺气不足影响脾，则脾失健运而水液不能化生精微，反而生湿聚为痰浊，湿痰上积于肺，影响气机出入，遂为咳嗽。病久伤肾，肾虚则不能纳气而影响津液之输布、肺气之升降。人体的气化功能失常则水气不循常道，上逆犯肺，故喘促气短、咳声无力，这是肾病及肺的缘故。肺为气之主，肾为气之根，肺主呼气，肾主纳气，若肺肾两虚则咳喘气促、呼多吸少。

2. 推拿调理

（1）风寒咳嗽

主证：初起咳嗽痰稀，鼻塞流涕，头身疼痛，恶寒无汗，苔薄白，脉浮紧，指纹浮红。

治则：温阳解表，止咳化痰。

推拿方法：推攒竹、推坎宫、揉太阳、揉耳后高骨疏风解表；推三关、掐揉二扇门温阳散寒，发汗解表；推揉膻中、运八卦宽胸理气，止咳化痰；清肺经、揉乳根、揉乳旁、揉肺俞、分推肩胛骨宣肺止咳化痰。

（2）风热咳嗽

主证：咳嗽，痰稠，鼻流浊涕，头昏，汗出，口渴咽痛，便秘，小便黄，苔薄黄，脉浮数，指纹鲜红或紫红。

治则：疏风清热，宣肺止咳。

推拿方法：推攒竹、推坎宫、揉太阳、揉耳后高骨疏风解表；清天河水清热解表；推揉膻中、运八卦宽胸理气；清肺经、揉肺俞、分推肩胛骨、揉丰隆宣肺止咳化痰；推小横纹、揉掌小横纹平喘祛痰。

（3）阴虚咳嗽

主证：久咳且咳以午后为重，身微热或干咳少痰，咽喉痒痛，面色潮红，五心烦热，食欲不振，形体消瘦，舌红苔少乏津，脉细数，指纹紫滞。

治则：养阴清肺，润燥止咳。

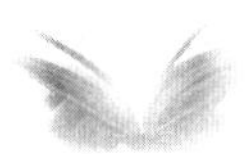

推拿方法：补脾经、补肺经健脾养肺；推揉膻中、运八卦宽胸理气，止咳化痰；揉乳旁、揉乳根、揉肺俞宣肺止咳；按揉足三里健脾胃助运化。久咳体虚喘促者加补肾经、推三关、捏脊，以止咳平喘；阴虚甚者加揉二人上马；痰吐不利者加揉丰隆、天突，以滋阴止咳而化痰。

三、支气管肺炎

支气管肺炎又称小叶性肺炎，是较常见的一种小儿肺炎。本病多发于寒冷季节及天气骤变时。下面围绕风热犯肺、痰热闭肺、肺脾两虚三种病因分别介绍支气管肺炎的推拿调理方法。

1. 风热犯肺

主证：发热微汗出，咳嗽气促，痰黄黏稠，流黄涕，咽喉痛痒，口干而渴，舌尖红赤，苔薄黄或黄腻，咽充血，扁桃体肿大，脉浮数，指纹鲜红且在风关。

治则：清热解表，宣肺止咳。

推拿方法：分阴阳、清肺经、按揉天突、分推膻中、揉肺俞、揉丰隆宣肺止咳化痰，利咽喉；清天河水、退六腑清热；推坎宫、运太阳清热解表；水底捞明月、清肾经生津止渴。

2. 痰热闭肺

主证：持续高热，咳嗽频繁，喉中痰鸣，痰黄黏稠且难于咳出，气急喘促，张口抬肩，鼻塌唇青，烦躁不安，舌质红，苔黄燥或腻，脉滑数，指纹紫红。

治则：清热宣肺，涤痰定喘。

推拿方法：清板门、点天突、清脾经涤痰除气促；清肺经、开璇玑、退六腑、水底捞明月清热宣肺；运八卦配揉乳根、乳旁理气降气化痰；清大肠理气活血、通下清热。

3. 肺脾两虚

主证：低热或不热，面色㿠白无华，容易出汗，咳嗽无力，喉中痰鸣，动则气喘，精神不振，消瘦纳呆，大便溏薄，苔白滑，舌质偏淡，脉细无力，指纹淡红。

治则：健脾化痰，清肺止咳。

推拿方法：补脾经、运八卦健脾利湿，培土生金，清肺补肺；揉掌小横纹、揉膻中开胸利气，止咳化痰；揉肾顶、揉二人上马潜阳止汗；摩中脘、揉脾俞、胃俞健脾助运。

四、哮喘

哮喘是一种小儿常见呼吸道疾病，以阵发性呼吸困难、呼气延长为特征。一般哮是指呼吸时喉中有哮吼声，喘是指呼吸急促。由于哮必兼喘，故通称哮喘。哮喘包括支气管哮喘和哮喘性支气管炎。本病在春秋两季发病率较高，常反复发作，天气骤变多为诱因。下面主要介绍寒喘型、热喘型哮喘和缓解期哮喘的推拿调理方法。

1. 寒喘型哮喘

主证：咳嗽气促，喉间有哮鸣音，痰多白沫，形寒无汗，面色㿠白，四肢不温，口不渴或喜热饮，舌苔薄白或白腻，脉浮紧，指纹浮红。

治则：温肺、豁痰、平喘。

推拿方法：补脾经、揉板门健脾利湿，豁痰清肺，宣肺理气；揉外劳宫加强温肺作用；黄蜂入洞温阳散寒解表；分推膻中、揉乳根、揉乳旁、揉掌小横纹豁痰平喘。

2. 热喘型哮喘

主证：咳喘哮鸣，痰稠色黄，发热面红，胸膈满闷，渴喜冷饮，小便黄赤，大便秘结，舌苔薄黄，脉滑数，指纹紫红。

治则：清肺降逆平喘。

推拿方法：推板门、捏挤天突祛痰降逆；清肺经、揉掌小横纹清肺热、宽胸宣肺、止咳化痰；清大肠、运八卦、推下七节骨泻热通便、通肠腑之气；推膻中、推肺俞降逆平喘；捏挤大椎清热。

3. 缓解期哮喘

主证：平素怯寒自汗，发作前打喷嚏、鼻塞、流清涕，常因饮食不节而引发本病，小儿静息时也会气短且活动时加重。

治则：扶正固本，调理肺、脾、肾。

推拿方法：补脾经、补肾经扶元培本；推肺经、揉外劳宫、黄蜂入洞强肺固卫；运土入水清利脾胃湿热；揉肺俞、脾俞、肾俞调理肺、脾、肾三脏，固本益元。

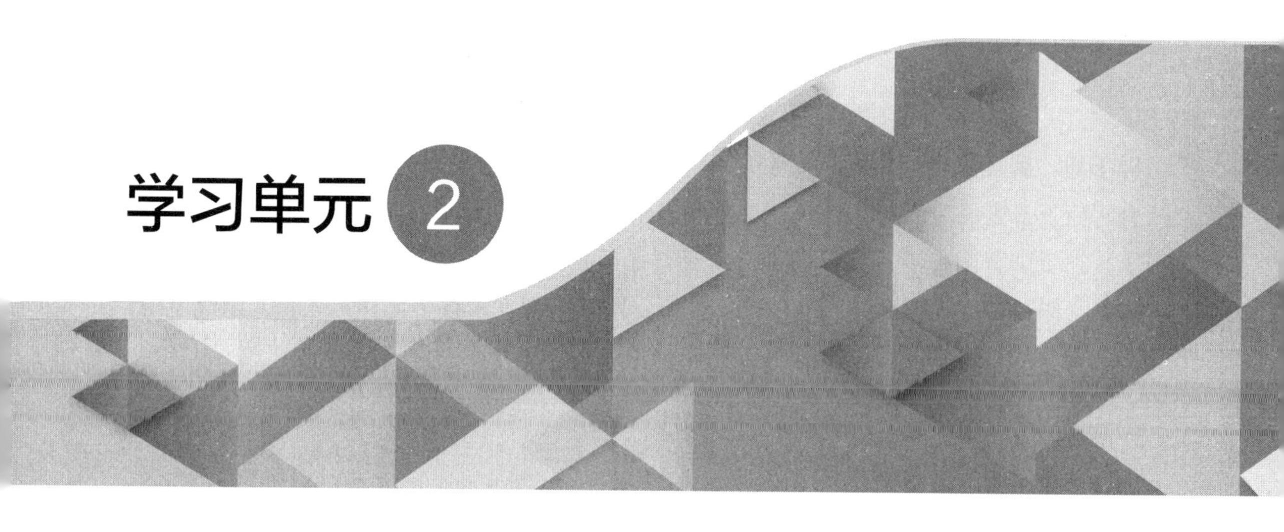

脾胃病症

一、泄泻

泄泻以大便次数增多、稀薄或水样为主证，是小儿常见的消化系统疾病之一，尤以 3 周岁以下的婴幼儿多见。小儿年龄越小，泄泻的发病率越高。本病四季均可发生，但在夏秋两季多发，且往往具有流行性。本病最容易耗伤气津，可导致重症小儿伤阴或伤阳或阴阳俱伤。泄泻迁延不愈可影响小儿生长发育。

1. 病因病机

泄泻主要责之脾胃。胃主受纳乳食水谷，脾主运化输布精微，胃主降浊，脾主升清，若脾胃升降失调，则受纳运化水谷乳食功能失调而成泄泻。

（1）伤食泻。由于调护失宜、乳哺不当、饮食失节或过食肥甘厚味、炙烤之物、生冷瓜果而损伤脾胃，脾伤则运化不及，胃伤则不能腐熟水谷，宿食内停，清浊不分并走大肠，则成泄泻。

（2）寒湿泻。小儿脏腑娇嫩，卫外不固，易为六淫所侵，泄泻则以湿邪侵袭更为常见，古有“无湿不成泻”之说。若寒湿困脾，水湿不运留于肠胃，升降之机失调，水谷不分，则成泄泻。

（3）湿热泻。若暑湿或湿热损伤脾胃，邪热下迫则成泄泻。

（4）脾虚泄泻。小儿先天禀赋不足，后天调护不当，久病迁延不愈，均可导致脾胃受损。脾虚则健运失司，胃弱则不能熟腐水谷，水反为湿，谷反为滞，清阳不升，合污而下，则成泄泻。

（5）脾肾阳虚泻。脾以阳为运，肾寄命门真火，若小儿禀赋不足或久病久泻，则脾肾之阳均可受损，命门火衰，火不暖土，阴寒内盛，水谷不化并走大肠，则成泄泻。

2. 推拿调理

（1）伤食泻

主证：腹痛腹胀，痛则欲泻，泻后痛减，粪便酸臭如败卵；不思乳食，嗳气呕吐酸馊，手心发热，夜卧不安，面黄口渴，舌苔黄腻或微黄，脉滑数，指纹紫红而滞。

治则：消食导滞，健脾和中。

推拿方法：揉板门健脾和胃，消食化滞；清胃经、清大肠清肠胃积滞，和胃降逆；运八卦行滞消食；分推腹阴阳理气消胀除腹满；摩中脘促进消化、健脾和胃。

（2）寒湿泻

主证：大便清稀多沫，色淡不臭，肠鸣腹痛，面色淡白，口不渴，小便清长，苔白腻，脉濡，指纹色红。

治则：温中散寒，化湿止泻。

推拿方法：推三关、揉外劳宫温阳散寒；补脾经、摩脐、按揉足三里健脾化湿、温中散寒；补大肠、推上七节骨、揉龟尾固肠止泻；揉一窝风、拿肚角温中行气，止腹痛肠鸣。

（3）湿热泻

主证：泻下稀薄或暴注下迫，大便色黄而臭，或见少许黏液，腹部时感疼痛，食欲不振，身热，烦躁口渴，小便短赤，肛门灼热而痛，舌苔黄腻，指纹色紫。

治则：清热利湿，调中止泻。

推拿方法：清脾经、清胃经清中焦湿热，调中和气；清大肠、推下七节骨、揉天枢清利肠腑湿热积滞；退六腑、清小肠清热利尿、除湿。

（4）脾虚泄泻

主证：泄泻日久，大便溏薄，水谷不化，食后即泻，面色萎黄，神疲倦怠，食欲不振，舌苔淡薄，脉濡，指纹色淡。

治则：健脾益气，温阳止泻。

推拿方法：补脾经、补大肠、推三关、推上七节骨温中散寒止泻；摩腹、捏脊、揉脐健脾和胃，重提并按揉脾俞、胃俞、大肠俞健脾理肠。

（5）脾肾阳虚泻

主证：久泄不止，食入即泻，粪质清稀，完谷不化，或见脱肛，形寒肢冷，面色

㿠白，精神萎靡，睡时露睛，舌淡苔白。

治则：补脾温肾，温阳止泻。

推拿方法：补脾经、推三关温阳散寒、健脾补气；补肾经、揉脐温暖下元，补益气血；补大肠、推上七节骨温阳止泻，涩肠固脱；揉外劳宫、运八卦、按揉百会温阳散寒，升阳举陷，行滞消食。

二、呕吐

很多疾病都有呕吐症状。小儿喝奶后，奶从口角溢出的现象称为溢乳，一般不属于病态。若小儿伤乳而吐，应改进喂奶方法。此外，呕吐是某些急性传染病和急腹症的先兆症状，消化道畸形也可能导致小儿呕吐，这类呕吐本教材不做阐述。

1. 胃寒吐

主证：起病较缓，病程较长，呕吐时作时止，食久方吐或朝食暮吐，遇寒加重，吐出物为未消化食物或清稀痰涎，不酸不臭，面色㿠白，精神倦怠，四肢欠温，腹痛绵绵喜按，大便溏薄，小便清长，舌淡苔白，脉沉细无力，指纹青。

治则：温中散寒，和胃降逆。

推拿方法：补脾经、揉中脘、揉外劳宫温阳散寒，健脾和中；自横纹推向板门、推天柱骨和胃降逆，祛寒止呕。

2. 胃热吐

主证：食入即吐，吐出物酸臭，口渴喜饮，身热烦躁，唇干面赤，大便气秽或秘结，小便黄赤，唇舌红而干，苔黄腻，指纹色紫。

治则：清热和胃，降逆止呕。

推拿方法：清胃经、清脾经、运八卦清中焦积热，和胃益气；清肝经、自横纹推向板门、推天柱骨、掐揉老龙清热泻火，降逆止呕；退六腑、清大肠、推下七节骨清热通便，使胃气得以通降下行。

3. 伤食吐

主证：呕吐酸馊乳块或未消化食物，口气臭秽，不思乳食，腹痛腹胀，大便酸臭且或溏或秘，苔厚腻，脉滑实，指纹紫。

治则：消食导滞，和胃降逆。

推拿方法：清板门、运八卦、按揉足三里健脾和胃，以助运化；分推腹阴阳、按弦走搓摩宽胸理气，消食导滞；掐揉四横纹、推下七节骨导滞通积；捏挤天突、自横纹推向板门降逆止呕清热。

4. 惊恐吐

主证：呕吐或频吐清涎，神态紧张，睡卧不安，指纹青。

治则：镇惊止吐。

推拿方法：分阴阳、揉小天心宁心安神；补脾经、运八卦镇静安神，健脾消食；推膻中宽胸理气；按百会、清肝经、掐心经加强安神镇惊。

三、厌食

厌食又称恶食，是指小儿较长时间食不贪、欲不振，甚至拒食。厌食原因主要是喂养不当导致脾胃不和，受纳运化失职。厌食小儿一般精神状态均较正常，但日久精神疲惫，体重减轻，抵抗力较差。病程长者生长发育会受影响，故应及时调理。本病以 1～6 周岁小儿多见。因外感或某些慢性病而出现的食欲不振，本教材不做阐述。

1. 脾失健运

主证：面色少华，不思纳食或拒进饮食，形体偏瘦，精神状态一般，大小便基本正常，舌苔白或薄腻，脉尚有力。

治则：和脾助运。

推拿方法：补脾经、摩中脘健脾和中；运八卦配揉脾俞、胃俞、肝俞和中消食，掐揉四横纹增强运脾理气的作用。

2. 胃阴不足

主症：口干多饮而不喜进食，皮肤干燥，大便干结；舌苔多见光剥，亦有光红少津者，质偏红；脉细。

治则：养胃育阴。

推拿方法：分阴阳、揉板门、补胃经养胃生津；补脾经、揉中脘、运八卦健脾助运；揉胃俞、肾俞加强养胃生津。

3. 脾胃气虚

主证：精神较差，面色萎黄，厌食拒食，稍进食则大便中夹有未消化残渣，或大便不成形，容易出汗，舌苔薄净或薄白，脉无力。

治则：健脾益气。

推拿方法：补脾经、摩腹、运八卦健脾和胃，益气生血；推大肠、推上七节骨温

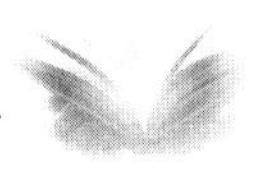

中固肠止泻；补肾经温养下元；捏脊健脾和胃，并有强壮体格的作用。

四、积滞

积滞是指小儿因内伤乳食、停聚不化、气滞不行所形成的一种胃肠疾病。积滞以不思乳食、腹部胀满、大便不调等为特征。积滞与伤乳伤食、疳证等均有密切关系。若伤于乳食经久不愈，病情发展可变成积，积久不消、迁延失治则影响小儿的生长发育，小儿形体日渐羸瘦，可转化为疳。三者名虽异而源则一，唯病情有轻重深浅不同。

1. 病因病机

（1）乳食内积。小儿脾常不足、肠胃嫩弱，若乳食不节、喂养不当则易伤于饮食，如过食肥甘生冷或难以消化之物可损伤脾胃，致使脾胃运化失职，升降不调，而成积滞。

（2）脾胃虚寒。小儿胃气虚弱，或病后体虚而脾气虚损，令乳食停蓄不消，易形成虚中夹实的积滞。

2. 推拿调理

（1）乳食内积

主证：伤乳者不欲吮乳，呕吐乳片，口中有乳酸味，腹胀并痛，大便酸臭；伤食者食欲不振或呕吐酸馊，腹部胀满，大便臭秽，腹痛欲便，便后痛减。或手足心热，烦躁多啼，夜卧不安，舌红苔腻，脉滑数，指纹紫滞。

治则：消积导滞，调理脾胃。

推拿方法：补脾经、揉板门、分推腹阴阳疏调胃腑，健脾和中；运八卦、推四横纹消积理气；清大肠、揉天枢、推下七节骨清肠导滞。

（2）脾胃虚寒

主证：面色萎黄，困倦无力，不思乳食，食则饱满，腹满喜按，或呕逆不化，大便溏薄或夹有乳食残渣，唇舌淡白，苔白腻，脉细滑，指纹多见淡红。

治则：健脾益气，行气和中。

推拿方法：补脾经、摩中脘健脾益气；运八卦、掐揉小横纹行气消积；揉外劳宫、一窝风温阳化湿；揉二人上马、补肾经温煦肾阳，运化精微；按弦走搓摩消食消积理气而助运化。

五、腹痛

本教材主要针对无急腹症体征的腹痛进行阐述。小儿脏腑薄弱、经脉未盛，易为内外病因所伤，六淫侵袭、乳食停滞、脉络瘀滞均可引起气机阻滞，经脉失调而发生腹痛。

1. 病因病机

（1）受寒腹痛。由于护理不当或气候突然变化，小儿脐腹为风寒冷气所侵，寒主收引，寒凝则气滞，气滞则经络不通，搏结肠间，气机阻滞，不通则痛。

（2）食积腹痛。由于乳食不节、暴饮暴食或恣食生冷之物，停滞中焦，脾胃损伤，气机受阻而致腹痛。

（3）虫痛。由于小儿感染蛔虫，蛔虫扰动肠中或窜行胆道，或虫多而扭转成团，阻止气机而致气滞腹痛。

（4）虚寒腹痛。小儿平素脾胃虚弱或久病脾虚，致脾阳不振，运化失司，寒湿滞留，中焦气血失于温养而致腹痛。

2. 推拿调理

（1）受寒腹痛

主证：小儿感受寒邪后，突然腹痛，曲腰而啼，面色苍白，腹部喜按怕冷，手足欠温，大便溏薄，小便清长，舌质淡，舌苔薄白，指纹色红或隐伏不见。

治则：温中散寒，行气止痛。

推拿方法：补脾经、摩腹温中健脾；推三关、揉外劳宫温阳行气，散寒活血；掐揉一窝风、拿肚角理气止腹痛。

（2）食积腹痛

主证：腹部胀满疼痛，面色黄而暗滞，不思乳食，嗳腐吞酸，恶心呕吐，矢气频作，腹泻或便秘，夜卧不安，舌苔白腻，指纹淡滞。

治则：健脾理气，消食止痛。

推拿方法：清板门健脾和胃，消食化滞；运八卦行气消食，宽胸利膈；揉中脘、分推腹阴阳、按弦走搓摩健脾和胃，消积化食；清大肠、拿肚角导滞止痛。

（3）虫痛

主证：腹痛突然发作，以脐周为甚，时发时止，痛时高声啼哭，有时腹部可摸到蠕动之块状物，时隐时现，有便虫史，面黄肌瘦，或嗜食异物，如有蛔虫窜行胆道则痛如钻顶，口吐清涎或伴呕吐。

治则：温中行气，安蛔止痛。

推拿方法：揉肝俞、胆俞或背部压痛点安蛔止痛；掐揉一窝风、揉外劳宫、推三关温阳安蛔；摩腹、揉脐健脾和胃、行气止痛。

（4）虚寒腹痛

主证：腹痛隐隐，喜温喜按，面色萎黄，形体消瘦，食欲不振，易发腹泻，舌淡苔薄，指纹色淡。

治则：健脾和胃，益气止痛。

推拿方法：补脾经、补肾经、推三关、揉外劳宫温补脾肾，益气止痛；揉中脘、揉脐、按揉足三里健脾和胃，温中散寒。

六、便秘

大便秘结不通，或排便间隔过长，或虽有便意但排出困难，皆称为便秘。便秘可单独出现，可续发于其他疾病中。

便秘可由多种原因引起。单独出现的便秘有两种情况：一是习惯性便秘，其原因与体质素禀有关，阴虚体质多因血燥，阳虚体质多因气弱；二是一时性便秘，其原因与饮食起居失调有关，如过食辛燥之物致肠间津枯而大便不行，或生活不规律未养成按时排便的习惯等。

根据病因及症状，便秘可分为实秘和虚秘两类。调理便秘的原则以通便开秘为主。

1. 实秘

主治：大便干结，排出困难，烦热口臭，纳食减少，腹部胀满，面赤身热，口干唇燥，小便黄少，苔多厚腻或黄燥，脉弦滑，指纹色紫。

治则：清热润肠通便。

推拿方法：退六腑、清天河水、运五经清热通泄；清脾经、摩腹清阳明之热，行气消滞；清大肠、揉天枢、推下七节骨清肠热积滞，荡涤积滞。

2. 虚秘

主证：排便间隔长，便秘不畅，或大便并不硬但乏力难下，面唇㿠白，指甲无华，形瘦气怯，腹中冷痛，喜热恶寒，四肢不温，小便清长，舌淡苔薄，脉虚，指纹淡。

治则：益气养血，润肠通便。

推拿方法：分阴阳、补肾经补虚损润肠，以助通便；补脾经、推三关、按揉足三里健脾调中，益气养血；清大肠、揉天枢、摩脐推下七节骨健脾和胃，理气消食，补益气血并通便。

学习单元 3

肾系病症

遗尿俗称尿床，是指 3 周岁以上的小儿睡中小便自遗，醒后方觉的一种疾病。本病偶可延长到十几岁，经久不愈，往往影响小儿的精神状态、身心健康及生长发育。

一、病因病机

1. 肾气不足

肾气不足，不能温养膀胱，膀胱气化功能失调，闭藏失职，不能制约水道而致遗尿。

2. 脾肺气虚

肺主一身之气，有通调水道、下输膀胱的功能；脾属中土，性喜燥，恶湿能制水。故脾肺功能正常，则水液的输布和排泄方能正常。若脾肺气虚，上虚不能制下，无法制约水道，则小便自遗。

3. 肝经郁热

肝主疏泄，调畅气机，通利三焦。肝经郁热，热郁化火，迫注膀胱而致遗尿。

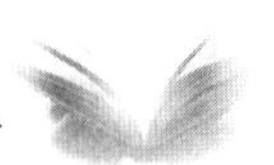

二、推拿调理

1. 肾气不足

主证：睡中经常遗尿，多则一夜数次，醒后方觉；面色无华，精神萎靡，智力欠佳，腰酸腿软，小便清长，舌质淡，脉沉细。

治则：温阳补肾，固涩小便。

推拿方法：补肾经、补脾经健脾益气；掐揉二人上马、运八卦、揉肾俞、按揉关元温补肾阳，固涩下元；按揉百会升阳益气。

2. 肺脾气虚

主证：尿频而量不多，经常小便自遗，神疲乏力，消瘦，食少便溏，常自汗出，舌淡苔薄白，脉细弱。

治则：补中益气，固涩小便。

推拿方法：补脾经、摩丹田、按揉百会补中益气，调补气血；补肾经、按揉关元、揉肾俞培元补肾，固涩小便；补肺经、擦八髎益气固涩；捣小天心醒神缩尿。

3. 肝经湿热

主证：遗出之尿量不多，但尿味腥臊，尿色较黄；平时性情急躁，或夜间梦语蚧齿，口角糜烂，唇红，苔黄，脉数有力。

治则：平肝清热。

推拿方法：掐肝经、清肝经泻肝清湿热，调达肝气；清小肠、清心经实则泻其子（心为肝之子）；清心火以平肝；清脾经清热利湿；补肾经、揉丹田、推箕门养阴清热；捣小天心清热镇惊醒神。

学习单元 4

心系病症

一、鹅口疮

鹅口疮表现为小儿口腔、舌上布满白屑，状如鹅口。因其色白如雪片，故又称雪口。本病以婴儿多见，尤以早产儿及久病久泻、体质羸弱的乳儿更为常见。

1. 病因病机

（1）心脾积热。因孕妇平时喜食辛热炙烤之物，胎热内蕴，遗患胎儿；或小儿出生后看护人不注意为其清洁口腔，秽毒之邪侵之而致。脾脉络于舌，心脾积热，循经上炎，熏灼口舌，故出现鹅口疮。

（2）虚火上浮。因小儿先天禀赋不足，或后天乳食调护失宜，或久病久泻之后肾阴亏损，以致阴虚阳亢，水不制火，虚火上浮，白屑积于口舌而发病。

2. 推拿调理

（1）心脾积热

主证：口腔、舌面布满白屑，面赤唇红，烦躁不宁，叫扰啼哭，口干或渴，大便秘结，小便短黄，舌质红，脉滑数，指纹紫红。

治则：清解心脾积热。

推拿方法：清心经、掐揉小天心、揉总筋清心经积热；清补脾经、清板门、掐小横纹、掐揉四横纹清脾胃积热；清天河水、退六腑加强清泻心脾积热；摩腹（泻法）、推下七节骨泻大便使热有出路。

（2）虚火上炎

主证：口腔、舌面白屑稀疏，周围红晕不著，或口舌糜烂，形体怯弱，面白颧红，神气困乏，口干不渴，大便溏，舌嫩红，脉细，指纹淡红。

治则：滋补脾肾，引火归元。

推拿方法：补肾经、揉二人上马滋补肾阴；水底捞明月、清天河水清肾经虚热；掐小横纹、揉肾纹清热散结；揉涌泉退虚热，引火归元。

二、夜啼

夜啼是指小儿经常在夜间啼哭，间歇发作或持续不已，甚至通宵达旦；或每夜定时啼哭，白天如常。小儿患此病后持续时间少则数日，多则经月。本病多见于 6 个月以内的婴儿，以新生儿更为多见。

啼哭是小儿的一种生理活动，因急腹症或饥、渴、冷、热、湿、痒等原因引起的夜间啼哭，以及有见灯习惯但无灯时的夜间啼哭，不属于夜啼。也就是说，夜啼分为习惯性夜啼和病态夜啼，必须仔细辨别。

1. 病因病机

（1）脾寒。脾为后天之本，喜温恶寒，若脾胃失调，脏腑受寒，则寒邪潜伏于脾；或小儿素禀虚弱，脾常不足，若护理略有失宜，寒邪内侵，至夜阴盛，脾为阴中之阴，阴盛脾寒愈盛，寒邪凝滞，气机不通，故入夜腹痛而啼。

（2）心热。小儿常表现为心肝有余而脾肾不足，心主火易生心热，若积热上攻，加之乳母平时恣食辛辣肥甘或炙烤动火之物，或过服性热之药，则火伏热郁，积热上炎。心属阳，阳为人之正气，至夜则阴盛而阳衰，阳衰则无力与邪热相搏，正不胜邪则邪热乘心，于是夜间烦躁而啼。

（3）惊恐。小儿神气怯弱，智慧未充，如目触异物、耳闻异声则可致突然惊恐，惊则伤神，恐则伤志，故致心神不宁、神志不安，继而惊惕心悸，故常在梦中惊哭不已。

（4）乳食积滞。乳食积滞，内伤脾胃，胃不和则卧不安，故夜间阵发啼哭。

2. 推拿调理

（1）脾寒

主证：睡俯卧，曲腰而啼，啼哭声音低弱，面色青白相兼，在唇周围色青尤甚，四肢欠温，得热则舒，不思乳食，大便溏薄，打小嗝，舌淡红，舌苔薄白，脉象沉细，指纹淡红。

治则：温中健脾。

推拿方法：补脾经、摩腹、揉中脘健脾温中散寒；推三关温通周身阳气；揉外劳宫、揉一窝风祛脏腑寒凝，止腹痛；掐揉小天心、掐五指节祛风镇惊安神。

（2）心热

主证：睡喜仰卧，哭声较响，见灯火则啼哭更甚，面赤唇红，烦躁不安，便秘溲赤，舌尖红，舌苔黄，脉数有力，指纹紫红。

治则：清心降火。

推拿方法：清心经、清天河水清心降火；清小肠导热下行；清肝经、掐揉小天心、掐五指节清热镇惊，安神除烦；揉内劳宫、揉总筋清心经积热。

（3）惊恐

主证：睡中时作惊惕，梦中啼哭，神色恐惧，稍有声响则惊啼不已，唇与面色乍青乍白，喜抚抱而卧，脉舌多无异常变化，或夜间脉来急数，指纹青。

治则：镇惊安神。

推拿方法：清心经、掐揉小天心、掐五指节镇惊安神；清肝经、清肺经安魂定魄；补脾经、运八卦调中健脾。

（4）乳食积滞

主证：夜间阵发啼哭，脘腹胀满拒按，呕吐乳块，大便酸臭，舌苔厚，指纹紫。

治则：消食导滞，健脾和胃。

推拿方法：清补脾经、揉板门、运八卦、摩腹、揉中脘健脾和胃，消食导滞；清大肠清和肠腑；按揉足三里健脾和胃，调中理气，导滞通络；掐揉小天心、掐五指节镇惊安神。

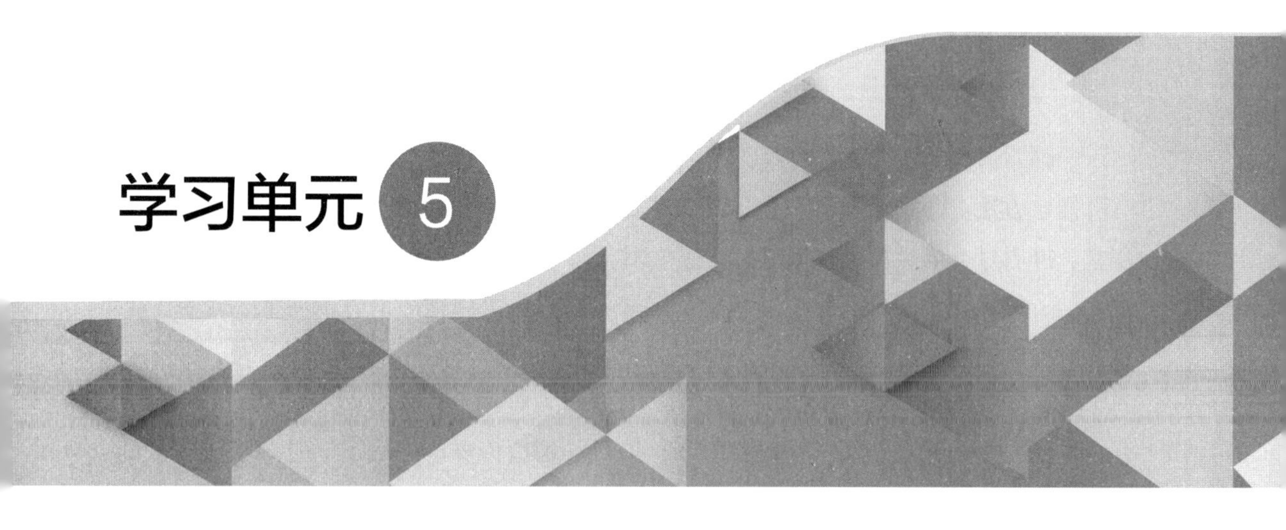

肝胆病症

一、急惊风

1. 病因病机

（1）感受时邪。小儿肌肤薄弱，腠理不密，极易感受四时六淫之邪气。邪气由表入里，郁而迅速化热化火，引动肝风，风火相煽，煎熬津液，凝结为痰，壅闭清窍，发为惊风。主要的病机变化为热、风、闭，从而出现高热、抽搐、神昏。

（2）暴受惊恐。小儿形气未充，神气怯弱，突闻异声，或乍见异物，或不慎跌倒，暴受惊恐，惊则伤神，恐则伤志，而致其神志不宁、精神失守，引起惊惕不安、抽搐惊厥。

（3）乳食积滞。小儿脏腑娇嫩，脾常不足。由于饮食不节或食污物，肠胃郁结，脾失运化，湿热内蕴，气机壅滞，肝失疏泄，气有余便是火，痰火湿浊蒙蔽清窍，引动肝风。

2. 推拿调理

（1）感受时邪

主证：高热烦躁，面赤口渴，咽红呕恶，头痛项强，神昏谵妄，惊厥抽搐，舌红苔黄，脉数。

治则：清热疏邪，开窍醒脑，镇惊熄风。

推拿方法：急则治其标，先以掐人中、十宣、老龙、端正开窍镇惊；拍天门、掐印堂、推眉弓、掐揉精宁、掐威灵、揉太阳、捣小天心熄风镇惊；清心、清肝、清肺、退六腑、清天河水、推天柱骨、推脊清热平肝熄火；拿风池、肩井、曲池、合谷、委中、后承山、仆参、昆仑通经络。

（2）暴受惊恐

主证：小儿神气怯懦，面时青时赤，肢冷，惊慌惊惧，睡眠不宁时有啼哭，手足抽搐，不发热或轻微发热，舌淡，脉细弱。

治则：镇惊安神。

推拿方法：按百会、神门安神定惊，捣小天心、掐十宣、掐老龙、掐揉精宁、掐威灵镇惊止搐；拿肩井、曲池、合谷、委中、昆仑通经络；按揉足三里、补脾经健脾胃。

（3）乳食积滞

主证：纳呆呕吐，腹满腹痛，神疲体倦，面青，喉间痰鸣，惊厥抽搐，便闭，苔腻，脉滑。

治则：消导积滞，醒神开窍。

推拿方法：掐十宣、精宁、威灵开窍镇惊；清脾经、清胃经、运八卦清中焦湿热，健脾助运；清大肠、推下七节骨通便导滞；按弦走搓摩消积理气。

二、慢惊风

1. 病因

（1）脾肾阳衰。小儿久病失调，脾胃久伤，损及肾阳，阴寒内盛，又不能温养脾土，脾阳更亏，肝木来乘，虚风内动。

（2）肝肾阴亏。小儿患急惊风或温热病，迁延不愈，耗伤阴液，肾阴亏虚，不能滋养肝木，肝血不足，筋失濡养，阴虚风动。

2. 推拿调理

（1）脾肾阳衰

主证：面色皖白或萎黄，形瘦肢冷，神倦懒动，睡时露睛，惊惕不安，手足蠕动，溲清便稀，舌淡，苔白滑，脉弱。

治则：健脾温肾，壮阳安神。

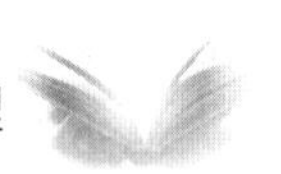

推拿方法：补脾经、补肾经、推三关、揉外劳宫温阳助气，健脾礼肾；按揉足三里、捏脊强壮身体，益气活血；配揉脾俞、肾俞、百会、丹田、关元、气海，升阳益气；掐揉小天心、掐精宁、掐威灵镇惊安神。

（2）肝肾阴亏

主证：虚烦倦息，面色潮红，形体消瘦，手足心热，盗汗，肢体拘挛或强直，抽痛，溲赤便干，舌红而干，无苔，脉细数。

治则：育阴潜阳，养肝熄风。

推拿方法：补肾经、揉二人上马育阴潜阳；补脾经、捏脊、按揉足三里健脾温阳；清天河水、掐揉小天心、掐十宣、掐精宁、掐揉威灵平肝熄风，镇惊安神；拿肩井、揉委中、拿后承山解肌止痉；揉涌泉引火归元。

培训任务 5

小儿推拿保健

学习单元 1

新生儿保健

一、去胎毒法

胎毒乃父母体内热毒遗传于胎儿所导致疾病的总称。

保健方法：拭口。

介质：黄连汁、金银花汁、甘草汁或淡豆豉汁。

操作：抱新生儿呈喂乳姿势，将消毒纱布裹在食指上，蘸少许蒸好的黄连汁（取黄连 1.5 ~ 3 克，打碎，用水浸泡出汁后蒸）或煮浓的金银花汁（取金银花 10 克，用冷水浸泡 1 小时后煎汁）、甘草汁（取甘草 3 克，浓煎取汁）、淡豆豉汁（取淡豆豉 9 克，浓煎取汁），在新生儿舌上和牙龈周围轻拭 2 ~ 3 遍。也可以用消毒纱布将食指裹好，蘸汁后让新生儿吮吸一会儿。

注意事项

必须根据母亲和新生儿的体质情况辨证用介质。黄连汁多用于胎热重者，常在炎热的夏季使用，要少量吮吸，谨防损伤胃气。甘草汁能解诸毒，性平而味甘，多数新生儿可用。金银花汁也多适用于夏季。淡豆豉汁适用于胎禀怯弱的新生儿，淡豆豉汁具有祛腐宣发胎毒的作用，能助胃气而不伤正。

二、洗浴法

1. 新生儿洗浴

新生儿皮肤娇嫩，必须谨慎保护，以避免引起感染。洗浴不仅可以清洁新生儿皮肤、去除污垢、开泄腠理，而且能令新生儿体滑舒畅、血脉通流、不患疮疥等。

保健方法：轻擦头、面、耳、颈、臂、腋、腹股沟等处。

介质：温水，无菌植物油。

操作：左手抚抱新生儿，右手用消毒纱布蘸煮沸过的温水，先将头、面、耳处的血渍轻轻擦去，再将新生儿头稍抬起，轻轻擦去颈部血渍，然后清洗身体其他部位；右手取无菌植物油，抹在接触尿布部位及颈、腋处，以保护新生儿皮肤，防止感染。

2. 三朝浴儿

三朝浴儿是指在新生儿出生后第三天给其洗浴，因新生儿已断脐，故需要特别注意护脐，勿使浴汤浸渍脐部。本法能解脐毒，辟疫疠，除邪气，利关节，祛风湿。

保健方法：洗头颈、躯干及四肢。

介质：用桃树皮或槐枝、桑枝、梅枝、柳枝煮的汁。

操作：将小指粗细的桃树皮或槐枝、桑枝、梅枝、柳枝［5寸（16.7厘米）长，10余块或10余根］，置于砂锅中加水1 000～1 500毫升，煮10～15分钟，待温后，用干净纱布或小毛巾蘸汁洗小儿头颈、躯干、四肢，特别注意颈、腋、腹股沟处的清洗；然后用干毛巾快速轻柔擦干各处。

3. 日常洗浴

日常洗浴可清洁小儿的皮肤，浴汤一般不加任何药物或只加少许食盐，煮开，待温备用。洗浴后通常给小儿涂抹护肤用品。经常洗浴可使小儿既不畏风，又引散诸气。

注意事项

1. 无论是新生儿洗浴、三朝浴儿还是日常洗浴，都必须使用煮开的熟汤，待温备用。

2. 洗浴时应择无风处，不可当风解脱衣物，避免小儿触冒风寒。浴后宜拭干小儿身上水滴，抹以护肤用品，再行穿衣，或以被巾包裹。洗浴时动作宜轻柔，以防小儿受惊。

学习单元 2

小儿日常推拿保健

一、安神保健推拿法

精神调摄是中医保健中极为重要的内容，心主神明。精神振作、双目有神、表情活泼、面色红润、呼吸调匀，均为小儿气血调和、神气充沛无病的表现，即使有病也多轻而易愈。但是，由于小儿神气怯弱、知觉未开（神经系统发育不健全），且小儿病理特点为心气有余、见闻易动、易受惊吓，故小儿生病多惊悸哭叫、手足动摇、神乱不安。安神保健推拿法能养心安神、滋阴养血，可有效调理心肝血虚、心神失养、神志不宁等症，对因小儿突然见异物或听到巨大响声或跌倒等引起的发热、面色时青时红、梦中呓语、手足蠕动、夜卧不安、抽风搐搦等也有显著效果。

方案：拍肺俞、厥阴俞、心俞各 50 次，按揉肺俞、厥阴俞、心俞各 30 ~ 50 次，抚背 50 ~ 100 遍，猿猴摘果 5 ~ 10 次，摇头 3 ~ 5 次。

介质：滑石粉。

操作：家长怀抱小儿，使其背向操作者，操作者用右手掌心轻拍小儿左上背部的肺俞、厥阴俞、心俞，拍时要用空掌（指掌关节微屈），动作轻柔要有节奏，拍毕用拇指、食指螺纹面分别按揉双侧肺俞、厥阴俞、心俞；操作者姿势同上，将左手中指贴在小儿督脉上（颈椎棘突上），将右手食指、无名指分别置于颈椎两旁的足太阳膀胱经上，即中指按在督脉的风府上，食指、无名指分别按在两侧风池上，自上而下推抚；家长怀抱小儿，操作者与其面对面而坐，操作者先用双手食指、中指夹住小儿耳

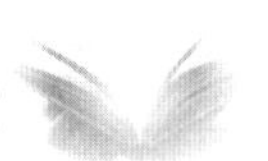

尖向上提，再用双手拇指、食指捏住耳垂向下扯；最后操作者双手捧小儿头部左右摇动 3～5 次。

 **注意事项**

1. 在小儿睡前或下午进行调理较好，每天操作 1 次，6 次为 1 个疗程，可连续调理 2 个疗程。

2. 保证小儿睡眠充足。

3. 帮助小儿养成良好的睡眠习惯，睡前切勿逗其玩笑，以免使小儿过度兴奋。

二、健脾和胃保健推拿法

脾胃为后天之本，主运化水谷和输布精微，为气血生化之源。小儿脏腑形态发育未全，运化功能也未健全，易为饮食所伤而出现积滞、呕吐、泄泻、厌食等症，故小儿脾常不足。同时，小儿生长发育较快，需要足够的水谷精微，因此，调理小儿脾胃使其正常运转是促进小儿健康成长的重要方法。另外，扶正气以御邪也应先调理脾胃，这样小儿才能运化健旺、元气充足、抵抗力强。

健脾和胃保健推拿法有很多，可以独取一法，也可以数法配合应用，应视小儿体质灵活选用。

方案一：摩腹。

操作：小儿仰卧，操作者坐其一侧，将掌心置于小儿腹部，先顺时针方向摩腹 50 次，再逆时针方向摩腹 50 次；将炒热的细盐用布包紧后，用盐包自中脘至下脘先顺时针方向摩熨 50 次，再逆时针方向摩熨 50 次，然后轻按中脘 1～2 分钟。

方案二：捏脊。

操作：小儿空腹俯卧，用食指、中指在脊柱两侧自上而下轻轻地按揉 2～3 遍；小儿姿势同前，暴露脊背，先常规捏 3 遍，在捏第 4 遍和第 5 遍时在肾俞、胃俞、肺俞处各重提一下，最后用双手拇指按揉以上腧穴各 3～5 下。

方案三：补脾经 500 次，按揉足三里 300 次，摩腹 300 次，捏脊 3～5 遍。

操作：家长取抱坐势怀抱小儿，操作者固定小儿左手，先补脾经，再按揉足三里；小儿仰卧，为其摩腹；小儿俯卧，为其捏脊（操作方法同前）。

注意事项

一般在清晨或饭前进行操作，以 6 次为 1 个疗程，每个疗程结束后休息 3 天，可继续进行下一个疗程。急性传染病期间可暂停调理，待病愈后再进行。

三、健脾保肺保健推拿法

小儿肺常不足，因肺为清虚之体，既易于受邪又不耐寒热，故在病理上有肺为娇脏、难调而易伤的特点。小儿肺气娇弱，主要原因是脾常不足。脾与肺为母子之脏，母病必涉及子，脾气虚则肺气不足，外邪最易乘虚而入，使肺失清肃而产生各种疾病。如果脾气健旺，则水谷精微之气上注于肺，卫外自固，外邪就无从而入。肺气强弱与后天脾胃之气有关，要预防外邪的入侵必须健脾，并及时疏解风邪。经常对小儿采用健脾保肺保健推拿法可以调达营卫、宣通肺气，增强小儿的御寒能力，预防感冒。

方案一：揉外劳宫 300 次，黄蜂入洞 50 次，按肩井 3 ~ 5 次。针对易感冒咳嗽者，宜选用本方案。

介质：葱姜汁。

操作：家长怀抱小儿，操作者用左手持小儿右手，用右手拇指揉外劳宫，之后操作者与小儿相对而坐，将左手固定在小儿枕后部，用右手食指、中指分别在小儿鼻孔处上下揉动，最后按肩井。

方案二：补脾经 300 次，开胸八道 50 次，揉膻中 50 ~ 100 次，揉手、足心各 50 次，轻拍肺俞 50 次，拿肩井 3 ~ 5 次。针对易伤食、感冒交替出现，或感冒发病前表现出食欲旺盛的小儿，宜选用本方案。

操作：家长怀抱小儿，操作者用左手固定小儿左手，暴露其拇指，将其拇指屈曲自指尖推向指根；小儿仰卧，操作者站在小儿一侧，用双手拇指从第一、第二肋间隙的胸肋关节处向两边做分推，依次推第二第三、第三第四、第四第五肋间隙，然后用中指揉膻中，揉手、足心；家长怀抱小儿，小儿背向操作者，操作者用掌心轻拍小儿肺俞，最后拿肩井。

注意事项

1. 一般宜在清晨进行操作，每天操作 1 次，5 次为 1 个疗程。每个疗程结束后休息 3 天，可继续进行下一个疗程。

2. 小儿平时衣着不要过于暖厚。

3. 注意小儿饮食，不宜过食生冷油腻之物。

四、益智保健推拿法

正常小儿健康成长，是肾的元阴元阳相互协助、相互支持、相互影响的结果。肾主作强、出伎巧，因为肾主藏精，精生髓，髓又上通于脑，故脑为髓之海，精足则令人智慧聪明。益智保健推拿法能促进小儿智力开发，对五迟（立迟、行迟、发迟、齿迟、语迟）、五软（头项软、口软、手软、足软、肌肉软）、解颅等小儿发育障碍疾病有一定的调理作用。

方案：推五经 100 次，捏十宣各 20 次，摇四肢关节各 20 ~ 30 次，捻十指、十趾各 3 ~ 5 遍，捏脊 3 ~ 5 遍。

介质：滑石粉。

操作：小儿取坐势或仰卧，操作者用左手托小儿左手使其手心向上，操作者右手五指并拢合在小儿手掌上，从其掌根开始，沿手掌顺指根向指尖推去，反复操作即为推五经；小儿姿势同上，操作者捏其右手拇指、食指、中指、无名指、小指；然后摇四肢腕、髋、踝关节；再用拇指、食指螺纹面捻小儿十指、十趾；小儿俯卧在家长双腿上使其背朝上，操作者用双手拇指、食指螺纹面捏脊，可重提肾俞、脾俞、心俞各 3 ~ 5 次。

注意事项

1. 本法适用于 3 周岁以下的婴幼儿，可每天操作 1 次，连续 30 次为 1 个疗程，每个疗程结束后休息 1 周，可继续进行下一个疗程。

2. 本法也适用于五迟、五软、解颅或脑病后遗症小儿，宜长期坚持，每隔 2 个月休息 1 周后再继续进行。

3. 对五软小儿可适当选用补心养血或补肾养肝的方剂。

4. 对智力低下小儿要同时进行行为指导，开发智力，帮助其树立信心。

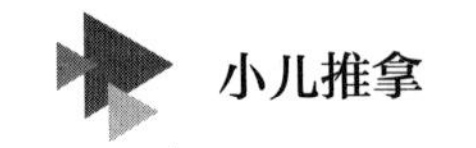

五、眼保健推拿法

眼睛是人的重要器官，保护视力对生活起居、工作学习、保持精力充沛非常重要，因此，必须让小儿从小养成保护眼睛的好习惯。眼保健推拿法通过推拿手法对穴位进行刺激，以疏通经络、调和气血，增强眼周围肌肉的血液循环，改善眼部神经的营养，使眼肌疲劳得以解除。为了保护视力、预防近视，同时应帮助小儿养成良好的卫生习惯。

方案：揉攒竹 64 次，揉鱼腰 64 次，揉丝竹空 64 次，揉太阳 64 次，揉四白 64 次，捏挤睛明 64 次，刮眼眶 16 圈（64 个节拍），拿风池 3～5 次，按揉颈部棘突各 8 次，分推肩胛骨 5～10 遍，摇颈 8 次，向前、向后耸肩各 8 次。

操作：小儿屈膝正坐，双手放在膝上，静坐 2～3 分钟；双手上举，上臂向内微收，双手拇指桡侧端依次揉攒竹、鱼腰、丝竹空、太阳、四白（以 8 次为 1 个节拍，共 8 个节拍，心中默念），而其他四指微曲如握空拳支撑在额上；将左手或右手拇指、食指分别置于双侧睛明上，进行相对用力的捏挤；用双手食指第二节桡侧刮眼眶，自上而下为 1 圈，1 圈计 4 个节拍；小儿上肢肘关节屈曲，双手上举，先用中指拿风池，然后从第一颈椎棘突开始，在棘间自上而下各揉 8 次，再用双手食指、中指、无名指自上而下推颈椎旁肌肉；低头自左向后向右再向前摇颈，然后双肩关节向前、向后耸动。

注意事项

1. 本法对 7～12 周岁的小儿最适用，每天可在课间或完成作业后进行。

2. 要经常督促小儿剪短指甲，保持双手清洁。

3. 按揉穴位要正确，手法要轻缓，以轻微酸胀为度，不要过分用力，以免擦伤皮肤。

4. 操作完毕可以遥望远处的绿色植物。

5. 尽量减少甜食摄入量。

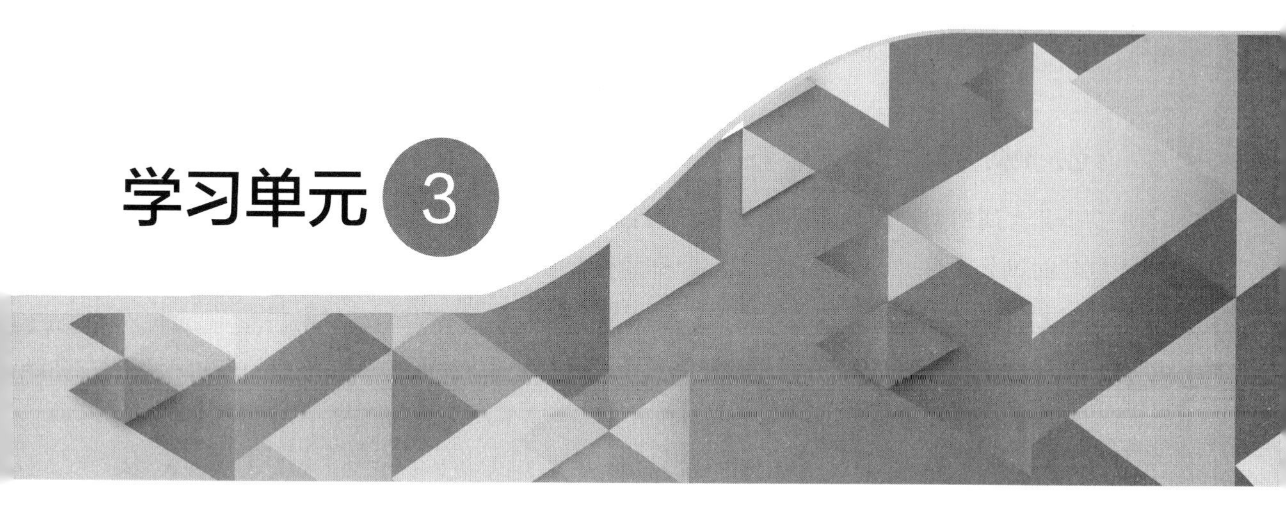

小儿病后及痘疹推拿保健

一、病后推拿保健法

小儿疾病痊愈后，还需要预防食复和劳复，尤其是温热病和重症危症痊愈后，更应重视。

1. 预防食复

小儿热病之后，胃气尚虚，余邪未尽，若纳谷太骤，致余邪挟食滞而复发热，则称为食复。采用推拿方法调理病后脾胃，能增强脾胃功能，预防食复。

方案：分阴阳 50 次，清补脾经 300 次，逆运八卦 50 次，摩中脘 100 次，按弦走搓摩 50 次。

介质：滑石粉。

操作：操作者双手食指、中指持小儿左手腕，双手拇指自其大、小鱼际连线的中点向两边（阴池、阳池）分推；操作者右手拇指蘸滑石粉，将小儿拇指伸直，自其桡侧指尖推向指根，再由指根推向指尖（一来一回为清补）；操作者左手拇指按小儿左手离卦上，右手拇指螺纹面自乾至兑逆运；小儿仰卧，操作者用右手顺时针或逆时针摩中脘 100 次；操作者双手手掌贴小儿两胁，自腋下搓推至髂前上棘。

2. 预防劳复

小儿大病初愈，因气血津液未复，余邪未尽，应适当休息，减少活动，否则因活动剧烈而过分疲劳，可引起再度发热，称为劳复。宜用益气养阴、柔肝补虚的推拿方法预防劳复，该法无痛苦且起效迅速，小儿易于接受。

方案：合阴阳 100 次，补脾经 300 次，揉肾顶 100 次，揉涌泉 100 次，推脊 3~5 遍。

介质：上肢部用温水，脊部用滑石粉。

操作：小儿取抱坐势，操作者双手食指、中指持小儿手腕，双手拇指自阴池、阳池向小天心方向合推；小儿姿势同上，操作者右手拇指屈曲推小儿左手拇指关节，自屈曲的指关节桡侧推向指根；小儿姿势同上，操作者用右手拇指、食指固定小儿小指，用中指揉肾顶；小儿姿势同上，操作者用双手食指、中指、无名指、小指固定小儿的一足，暴露涌泉，用双手拇指自足心向趾方向轮流推去；小儿俯卧，操作者用右手食指、中指自风门向下推。

二、痘疹推拿保健法

方案一：痘疹始发第一天、第二天，用煮熟的鸡蛋趁热滚摩前胸、后背、手足心、四肢前后，至疹子透发而止，称为蛋摩法。

方案二：痘疹出一两天后，采用扶正透发法，即推三关 200 次、补脾经 500 次。

方案三：用外搓法促使痘疹透发，用 1 枚鸡蛋的蛋清与 1 两荞麦面搅和在一起，干湿得宜，以不黏手为宜，再滴香油数滴揉匀，用和好的面团在小儿身上搓滚，前胸后背要多搓，周身其他部位也勿遗漏，以皮肤微红为度，一般搓后 3~4 小时能出疹。

方案四：用干燥的西河柳枝叶煮水，待水温后用毛巾蘸汁擦皮肤，以助痘疹透发。

注意事项

1. 家长护理得宜。
2. 要避免小儿受寒受风，注意环境的清洁卫生。
3. 让小儿吃清淡、易消化的食物，多饮水。

附录1　小儿推拿专项职业能力考核规范

一、定义

运用适宜的推拿手法、技巧和介质，按照规程提供小儿推拿服务的能力。

二、适用对象

运用或准备运用本项能力求职、就业的人员。

三、能力标准与鉴定内容

能力名称：小儿推拿　　　　职业领域：保健按摩师

工作任务		操作规范	相关知识	考核比重
（一）小儿推拿基础	掌握小儿推拿基础理论	1. 了解小儿生理及病理特点 2. 了解小儿推拿调护特点 3. 了解小儿推拿适应证及注意事项 4. 了解小儿推拿保健概要	1. 小儿生理与病理知识 2. 小儿推拿的工作原理 3. 小儿常见病症推拿调理基本方法	10%
（二）小儿推拿手法	熟练运用小儿推拿常用手法	1. 能熟练运用单式手法 2. 能熟练运用复式手法 3. 能熟练掌握小儿推拿常规套路	1. 小儿推拿的各种手法 2. 推拿介质的选择 3. 小儿常见病症调理套路	25%
（三）小儿推拿穴位	精准定位小儿推拿的常用穴位	1. 能进行头面颈项部穴位的精准定位及手法操作 2. 能进行上肢部穴位的精准定位及手法操作 3. 能进行胸腹部穴位的精准定位及手法操作 4. 能进行腰背部穴位的精准定位及手法操作 5. 能进行下肢部穴位的精准定位及手法操作	1. 穴位的精准定位方法 2. 推拿不同穴位的功效 3. 不同穴位的具体推拿操作	30%

续表

工作任务		操作规范	相关知识	考核比重
（四）小儿常见病症推拿	小儿常见病症推拿	1. 能掌握健脾推拿术 2. 能掌握保肺推拿术 3. 能掌握疏肝推拿术 4. 能掌握养心推拿术 5. 能掌握调肾推拿术 6. 能掌握安神推拿术 7. 能掌握益智推拿术 8. 能掌握近视推拿术 9. 能掌握厌食推拿术 10. 能掌握便秘推拿术 11. 能掌握泄泻推拿术 12. 能掌握体质调节推拿术 13. 能掌握反复感冒推拿术	1. 小儿常见病症的机理 2. 常见病症的推拿手法	35%

四、鉴定要求

（一）申报条件

达到法定劳动年龄，具有相应技能的劳动者均可申报。

（二）考评员构成

考评员应具备一定的小儿推拿专业知识及实际操作经验；每个考评组中不少于3名考评员。

（三）鉴定方式与鉴定时间

技能操作考核采取实际操作考核。技能操作考核时间为60分钟。

（四）鉴定场地与设备要求

鉴定场地按具体考核内容确定，考场清洁卫生，通风良好，具备必要的消毒设施、座椅、床具、工具，照明、安全等设施符合作业规范。

附录2　小儿推拿专项职业能力培训课程规范

培训任务	学习单元	培训重点难点	参考学时
（一）小儿生理、病理及生长发育的特点	1. 小儿生理及病理特点	重点：小儿病理特点 难点：小儿病理特点	2
	2. 小儿生长发育的特点	重点：生理常数 难点：生理常数	2
	3. 小儿推拿基本知识	重点：小儿推拿的适应证和禁忌证 难点：小儿推拿的适应证和禁忌证	2
（二）小儿推拿手法	1. 概述	重点：手法操作注意事项 难点：手法操作注意事项	2
	2. 小儿推拿常用单式手法	重点：推法，拿法，摩法，运法，捏法，搓法 难点：推法，掐法，摇法，扯法	4
	3. 小儿推拿常用复式手法	重点：黄蜂入洞，凤凰展翅，猿猴摘果，按弦走搓摩 难点：双凤展翅，凤凰展翅，猿猴摘果	4
（三）小儿推拿常用穴位	1. 概述	重点：小儿推拿取穴定位方法 难点：小儿推拿取穴定位方法，小儿推拿穴位的特点	2
	2. 常用头面颈项部穴位	重点：天门，坎宫，太阳，山根，囟门，耳后高骨，天柱骨 难点：天门，坎宫，太阳，耳后高骨	2
	3. 常用胸腹部穴位	重点：天突，璇玑，膻中，胁肋，中脘，天枢，气海 难点：天突，膻中，中脘，天枢，丹田，气海	2
	4. 常用腰背部穴位	重点：大椎，肩井，脊柱，七节骨 难点：大椎，肩井，肺俞，肾俞，七节骨，龟尾	2
	5. 常用上肢部穴位	重点：脾经，心经，肺经，十宣，四横纹，肾顶，内劳宫，板门，阴阳，总筋 难点：脾经，肝经，心经，肺经，肾经，内劳宫，板门，阴阳，总筋，一窝风	2

续表

培训任务	学习单元	培训重点难点	参考学时
（三）小儿推拿常用穴位	6. 常用下肢部穴位	重点：箕门，百虫，三阴交，大敦，昆仑，涌泉 难点：箕门，三阴交，昆仑	2
（四）小儿常见病症的推拿调理	1. 肺系病症	重点：发热，咳嗽 难点：咳嗽，支气管肺炎	2
	2. 脾胃病症	重点：泄泻，厌食，腹痛 难点：泄泻，腹痛	2
	3. 肾系病症	重点：遗尿 难点：遗尿	1
	4. 心系病症	重点：夜啼 难点：鹅口疮，夜啼	2
	5. 肝胆病症	重点：急惊风 难点：急惊风	2
（五）小儿推拿保健	1. 新生儿保健	重点：去胎毒法 难点：去胎毒法	1
	2. 小儿日常推拿保健	重点：健脾和胃保健推拿法，健脾保肺保健推拿法 难点：健脾和胃保健推拿法，健脾保肺保健推拿法	1
	3. 小儿病后及痘疹推拿保健	重点：预防食复 难点：预防食复，痘疹推拿保健法	1
总学时			40

注：参考学时是培训机构开展的理论教学及实操教学的建议学时数，包括岗位实习、现场观摩、自学自练等环节的学时数。